ELENA DANGEL

DAS KLEINE BUCH VOM Radfahren

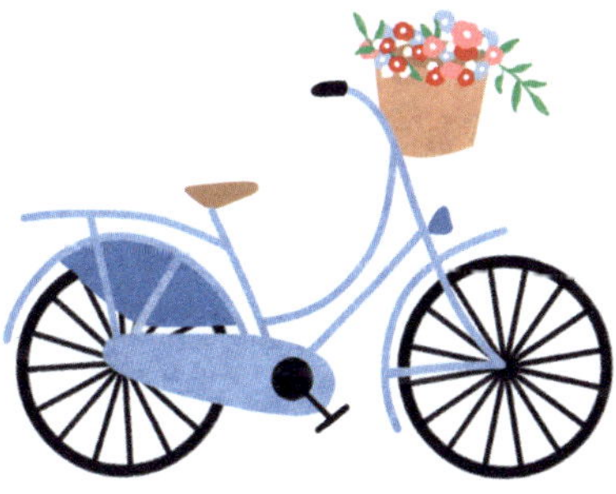

arsEdition

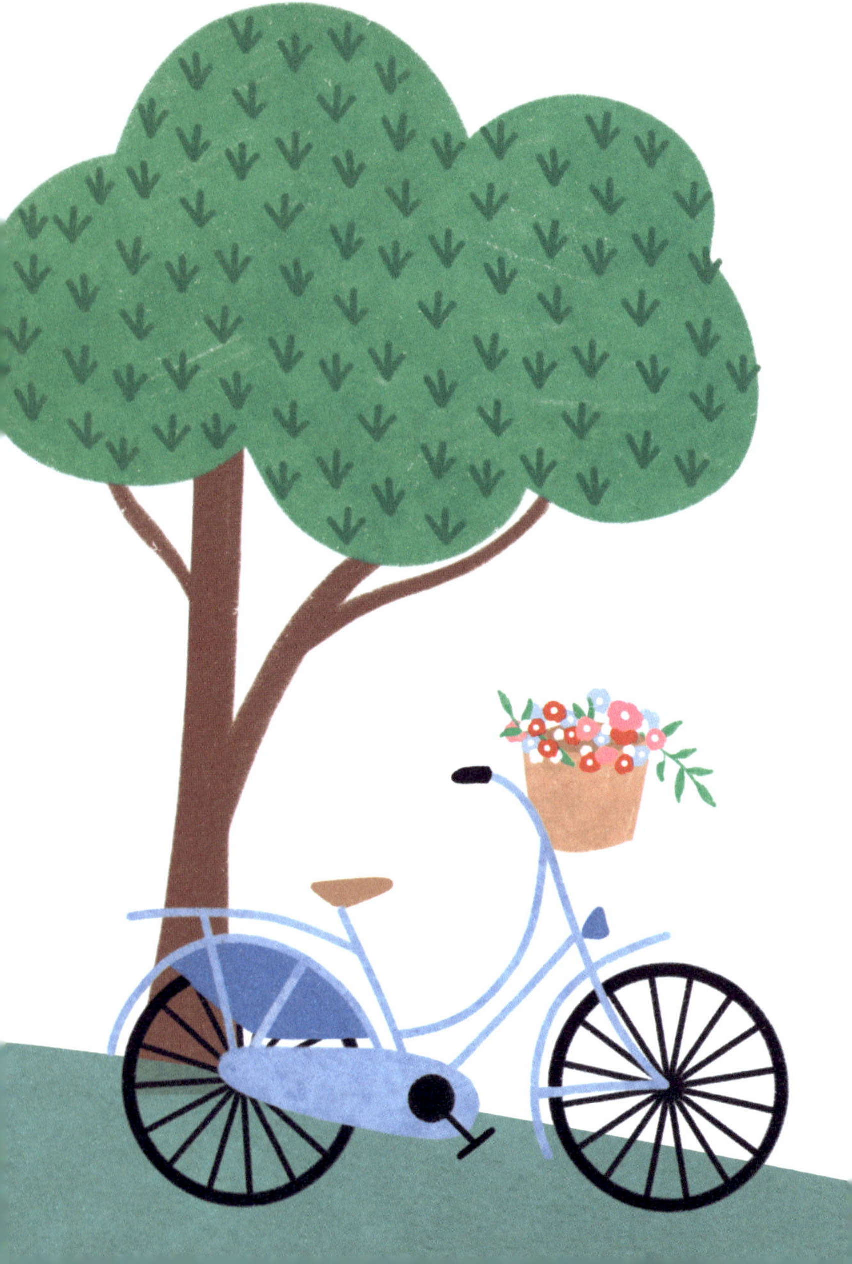

Den Fahrtwind im Gesicht, die Umgebung zieht an einem vorbei. Die Hände fest am Lenker. Ganz gleichmäßig bewegen sich die Pedale im Kreis. Hach, das Fahrrad! Der Drahtesel mit dem Talent, die Welt zu erobern. Es ist das Chamäleon unter den Fortbewegungsmitteln. Es wird für den Alltag genutzt, zum Einkaufen, für Familienausflüge, den Urlaub, einen Adrenalin-Kick oder als Sportgerät. Würde das Fahrrad heute erfunden werden, es wäre eine Sensation! Keine Abgase, schnelle Fortbewegung, und gesund ist es auch noch.

WILLKOMMEN IN DER wundervollen Welt DES RADFAHRENS.

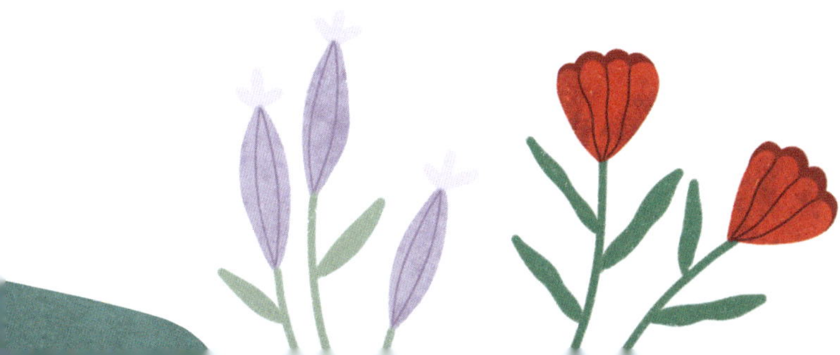

WARUM MACHT FAHRRADFAHREN SO glücklich?

ODER: ES MUSS DER FAHRTWIND SEIN

Nach drei Jahren ohne Fahrrad trat ich zum ersten Mal wieder in die Pedale. Ich hatte an dem Tag kein Ziel und die Sonne schien. Es war Frühsommer 2020. Ich hatte keine Lust mehr, überall mit dem Auto hinzufahren, bewegte mich aufgrund der Pandemie ohnehin wenig, und die Weltlage gab mir das Gefühl, eingesperrt zu sein. Die Lösung für meine Misere sollte ein Fahrrad sein. Wieder mobil werden und nicht mehr auf die öffentlichen Verkehrsmittel angewiesen sein ... und eigentlich bin ich schon immer gerne Fahrrad gefahren.

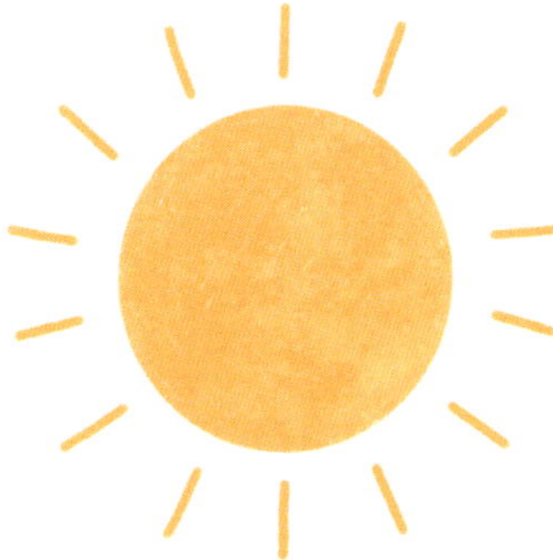

Meine Kindheit in einer Kleinstadt war geprägt davon. Die Schulfreunde in den umliegenden Dörfern wollten schließlich besucht werden, und weil der Bus nur wenige Male am Tag fuhr, strampelte ich den halben Sommer über die idyllischen Landstraßen des Voralpenlandes. Später zog mich die Arbeit in die Großstadt München, und weil die Mieten hoch waren und das Geld knapp, fuhr ich als Praktikantin überall mit dem Fahrrad hin. Ich liebte es, morgens im Getümmel durch die Stadt zu jagen, und versuchte auf dem Heimweg immer meinen eigenen Rekord zu brechen und eine Strecke von über sechs Kilometern mit vielen Ampeln in unter einer halben Stunde zu fahren.

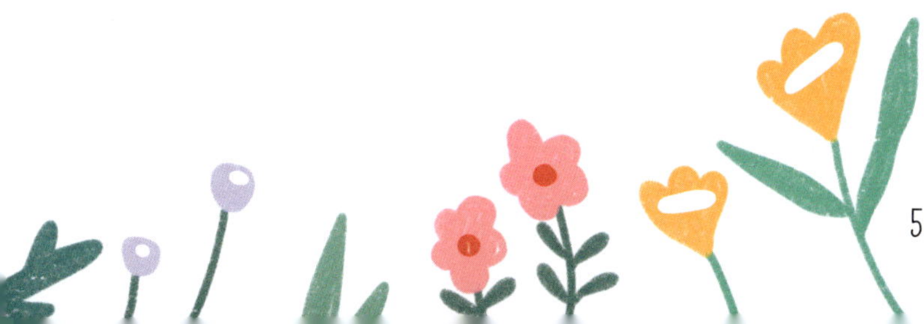

Dann wurde mir mein Rad geklaut, und nach dem stressigen Berufseinstieg hatte ich vergessen, wie glücklich mich das Radfahren gemacht hatte.

Aber wenn ich von Glück spreche: Wie fühlt es sich für mich eigentlich an und warum empfinde ich es ausgerechnet beim Fahrradfahren? Ist es die Bewegung? Die Umgebung? Das Vorankommen?

Es ist für mich der Fahrtwind. Die schnelle Luft auf meinen Wangen zu spüren, steht für mich für das Vorankommen. Im Leben, im Alltag, eigentlich egal auf welcher Metaebene.

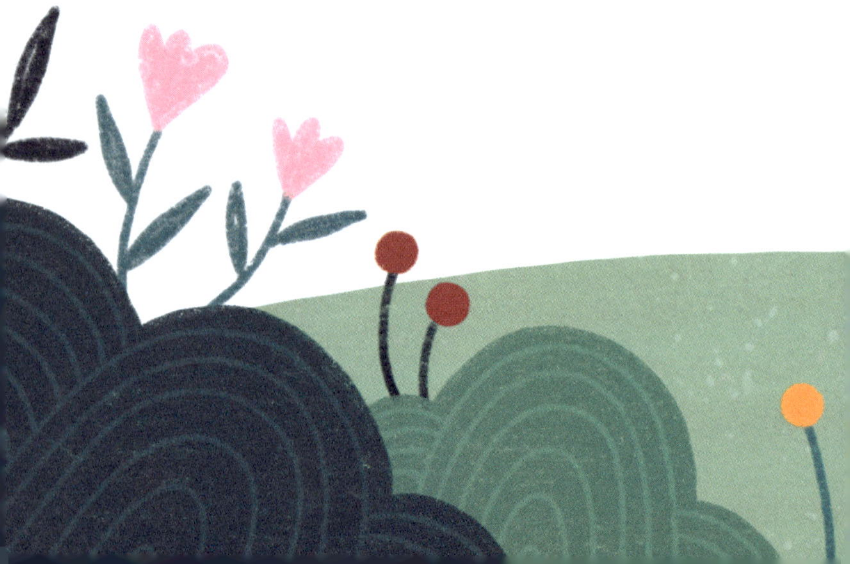

Wenn ich so darüber nachdenke, bringe ich auch in anderen Situationen mein Glück mit dem (Fahrt-)Wind in Verbindung. Wenn man im Auto im Sommer das Dachfenster öffnet und die Arme hinausstreckt. Wenn man in einem alten Zug die Fenster noch öffnen kann und einen der Luftstrom erwischt. Wenn man auf einem Berggipfel steht, wo eigentlich immer Wind weht, und wenn man auf einer Düne an der Nordsee die Nase in die Brise hält.

Deshalb danke, lieber Fahrtwind, dass du mir immer ein Lächeln ins Gesicht zauberst und ich wegen dir immer ein bisschen zu schnell bergab fahre, weil ich nicht genug von dir kriege. Und danke, dass du mich wieder zum Fahrradfahren gebracht hast. Denn seit 2020 fahre ich liebend gerne wieder Fahrrad – zum Einkaufen, um Freunde zu besuchen, um in die Stadt oder an den Badesee zu fahren.

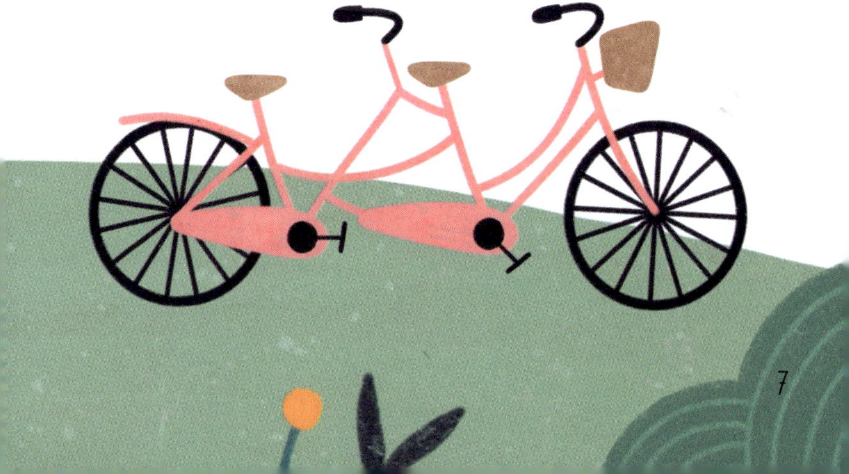

WOHER KOMMT DER Fahrradboom?

Es war überall gleich im Sommer 2020. In den Fahrradläden wurde man schulterzuckend von einem Herrn in Fleeceweste angeschaut, der meinte: »Wir haben Lieferzeiten bis Herbst.« Schon im ersten Sommer der Corona-Pandemie sprach man von einem Fahrradboom. Alle wollten plötzlich überallhin mit dem Fahrrad fahren. Das lag zum einen daran, dass das Frühjahr und der Sommer 2020 von sonnigem und trockenem Wetter geprägt waren. Zum anderen trieb es die Leute durch die Ausgangssperren in der Freizeit an die frische Luft, da Restaurants, Kinos & Co. zeitweise geschlossen waren. Doch nicht erst 2020 freundeten wir uns im Kollektiv mit der Idee an, regelmäßig das Fahrrad zu benutzen. Schon in den zehn Jahren zuvor begann sich eine neu entdeckte Liebe zum Radfahren abzuzeichnen.

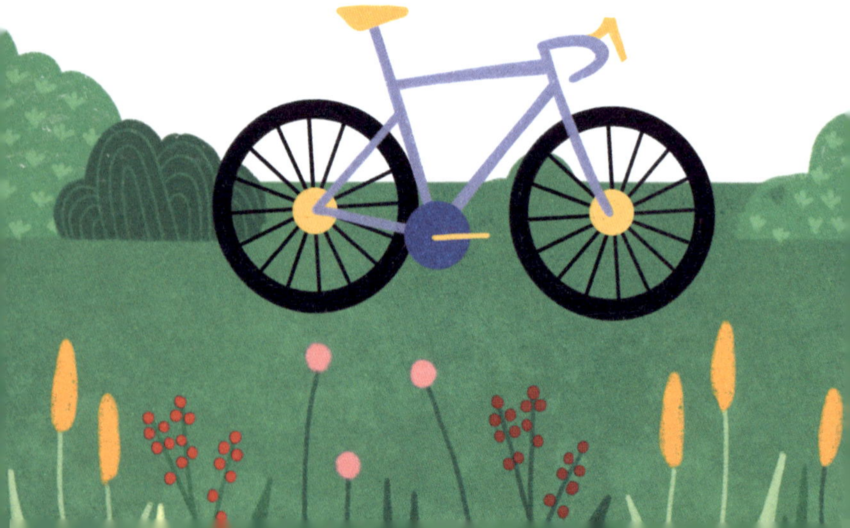

Das Zweirad hat heute – 200 Jahre nach seiner Erfindung – endlich den Platz des »Fortbewegungsmittels der Zukunft« eingenommen. Es ist ökologisch, es ist flexibel, es bietet sich in der Stadt, aber auch auf dem Land an, es passt sich unseren Bedürfnissen an. Wir brauchen es für den Alltag: Citybike. Für die Freizeit: Mountainbike oder Rennrad. Wir fahren gerne damit im Urlaub: Trekkingbike. Die Kommunen und Gemeinden zogen Stück für Stück nach. Wo früher jahrelang um Radwege und sogenannte »Protected Bike Lanes« gestritten wurde, sprießen sie heute förmlich aus dem Boden.

Ein Fahrrad ersetzt außerdem immer häufiger einen Zweitwagen in der Familie, was man auch an den gestiegenen Preisen für Fahrräder merkt. Trotz dieser Preise hat sich der Umsatz in der Fahrradbranche seit 2017 fast verdreifacht.[1] Wir befinden uns also in einem Fahrradboom, und das finden wir ganz hervorragend!

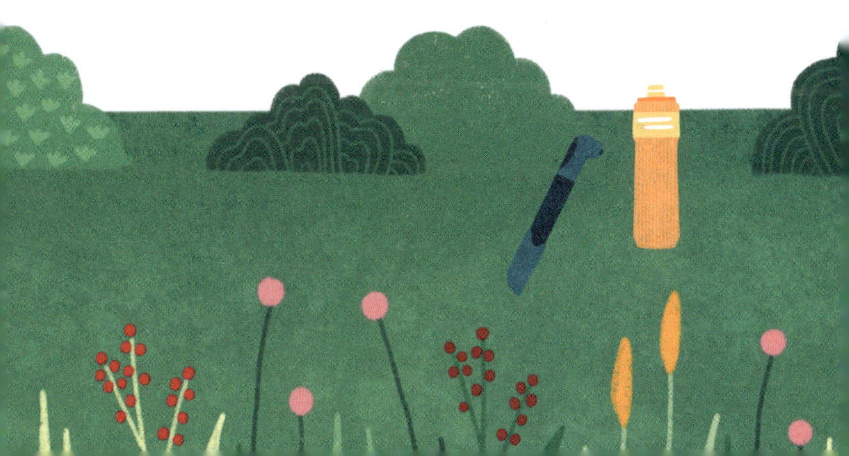

WIESO IST ES SO intensiv AUF DEM FAHRRAD?

Ein bisschen konzentrieren müssen wir uns schon, auch wenn wir vielleicht alle seit Jahrzehnten Fahrrad fahren. Wir müssen das Gleichgewicht halten, in die Pedale treten und das Umfeld im Blick haben. Das schärft die Sinne, lässt uns aufmerksam auf dem Rad durch unsere Umgebung gleiten und alles intensiver wahrnehmen. Es stimmt, wir verändern uns auf dem Fahrrad, und zwar zum Guten. Unser Gehirn leistet tolle Arbeit und wir sind komplett im Hier und Jetzt. Ob man schon von einer Trance sprechen kann?

VIELLEICHT ...

MIT DEM FAHRRAD INS GRÜNE ZU FAHREN MACHT glücklich!

Der Wald kann heilen, wirklich! Ein Spaziergang durch das Grüne hat positive Auswirkungen auf das Herz-Kreislauf-System: Der Puls sinkt, Stress baut sich ab, die Atmung wird ruhiger. Wieso sollte es beim Fahrradfahren im Wald anders sein? Seien wir mal so frei und ziehen diesen Schluss. Vielleicht können wir auf dem Rad nicht jedes Blatt einzeln zählen, aber das Grün um uns bildet eine Art farbenfrohe Umarmung. Das steigert unser Glücksgefühl! Dazu kommt noch die gleichmäßige Tretbewegung, denn auch diese entspannt. Zwei Stunden die Woche im Grünen zu verbringen seien gut, mehr sei immer besser, heißt es aus Expertenkreisen. Es muss übrigens kein märchenhafter Wald oder eine traumhafte Wiese sein. Selbst ein Stadtpark kann einen positiven Einfluss auf das Gemüt haben. Ein Grund mehr, die schöne Fahrradroute durchs Grün zu wählen und nicht den schnelleren Weg an der Straße entlang.

TU ES FÜR DEIN GLÜCK!

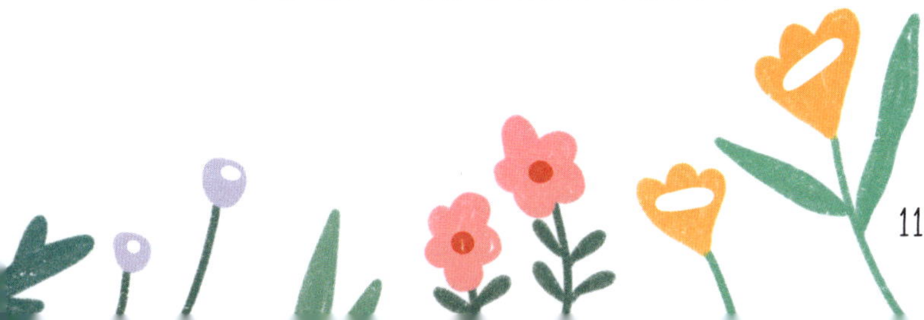

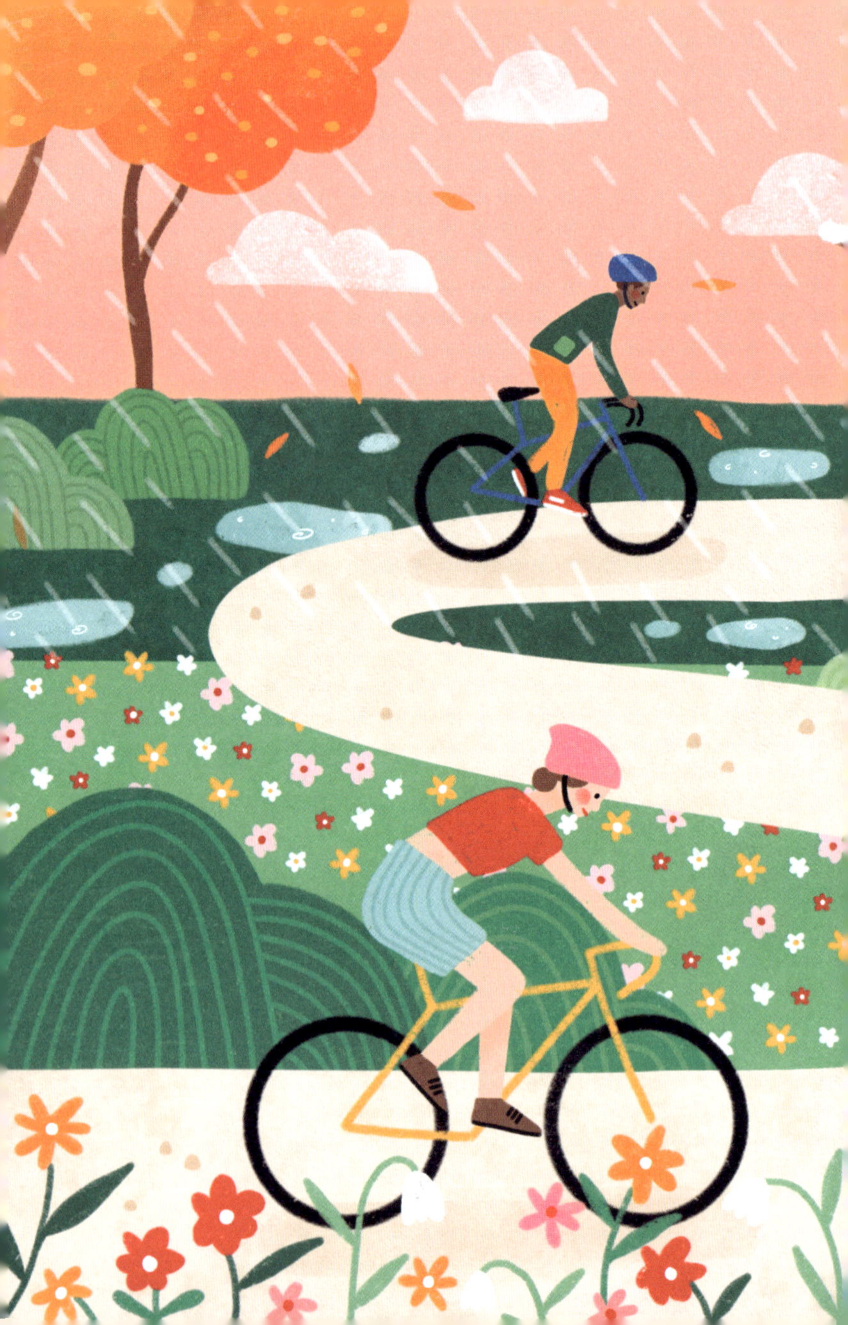

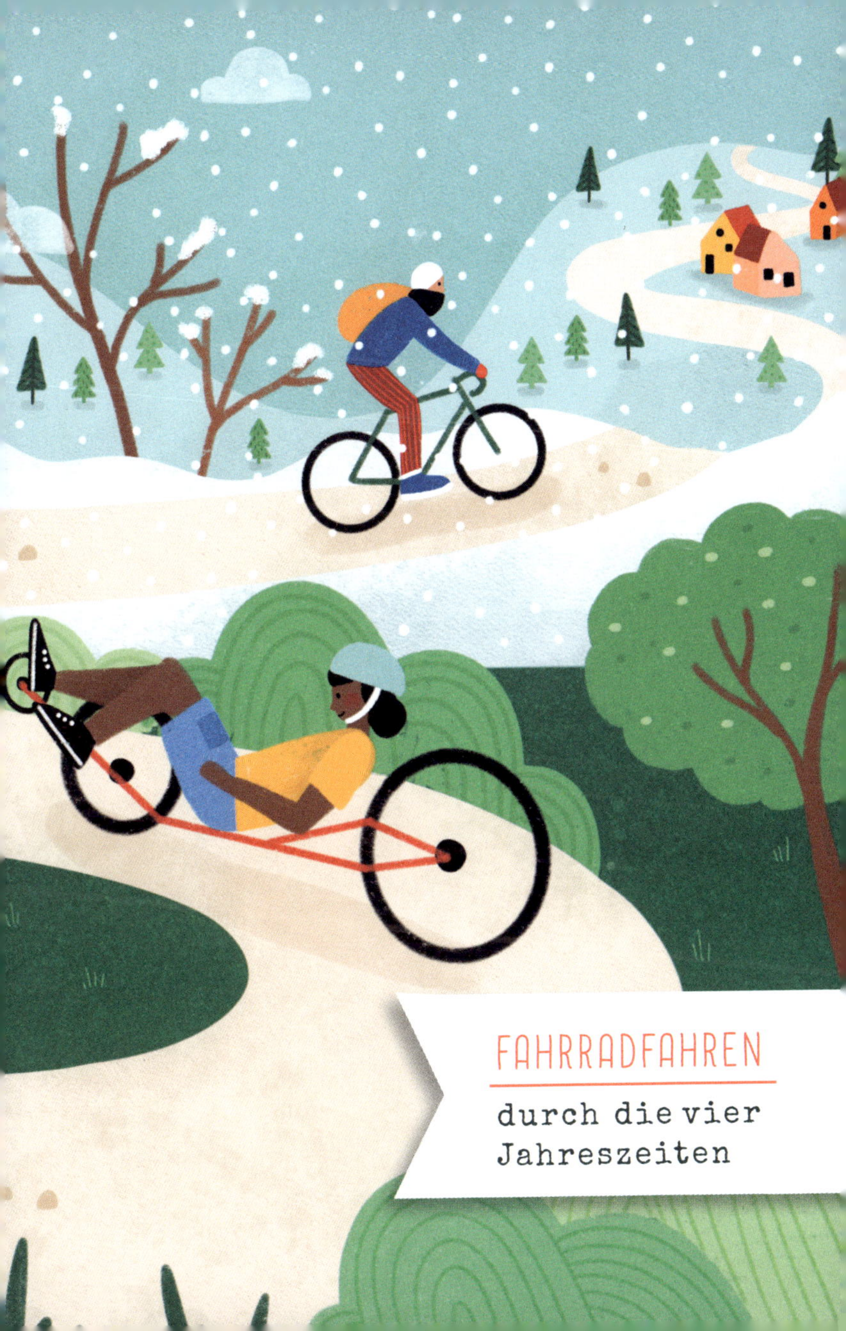

FAHRRADFAHREN

durch die vier Jahreszeiten

DIE ZEIT FÜR DIE HARTGESOTTENEN PRAGMATIKER:INNEN

Ganz nach dem legendären Spruch des schottischen Comedians Billy Connolly: »Es gibt kein schlechtes Wetter, nur schlechte Kleidung. Zieh dir eine Jacke an und genieß dein Leben.«
An der Garderobe der Winter-Fahrradfahrer:innen hängt die entsprechende Ausrüstung: Fleece-Handschuhe, eine dicke Mütze, ein Schal, der über das Gesicht geht, eine Winterjacke mit Reflektoren (es wird ja schnell dunkel) und vielleicht sogar ein Leuchtapplikator, den man sich an das Bein klippen kann. Safety first! Die ganz Extremen fahren auch gerne bei Neuschnee. Natürlich nur »aus Spaß«.

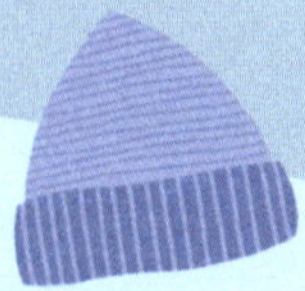

ZEIT FÜR DEN FAHRRADCHECK

Funktioniert alles noch nach der Winterpause? Haben die Bremsen vielleicht ein bisschen Staub angesetzt? Wo im Fahrradkeller stand noch mal mein Fahrrad? Wo steckt der Helm? Im Frühling sind auf den Straßen wieder häufiger Räder zu sehen. Gerne wird dabei der noch frische Fahrtwind unterschätzt, weil doch die Sonne schon so schön scheint. Der erste Ausflug zum nächsten Biergarten steht an. Im Frühjahr ist es (meistens) weder zu warm noch zu kalt. Perfekt, um sich auf das Rad zu schwingen. (Beim Picknicken ist allerdings an das noch feuchte Gras zu denken.)

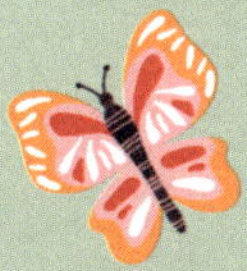

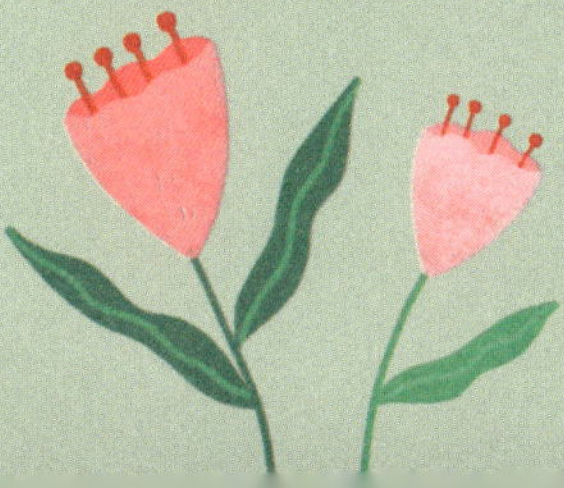

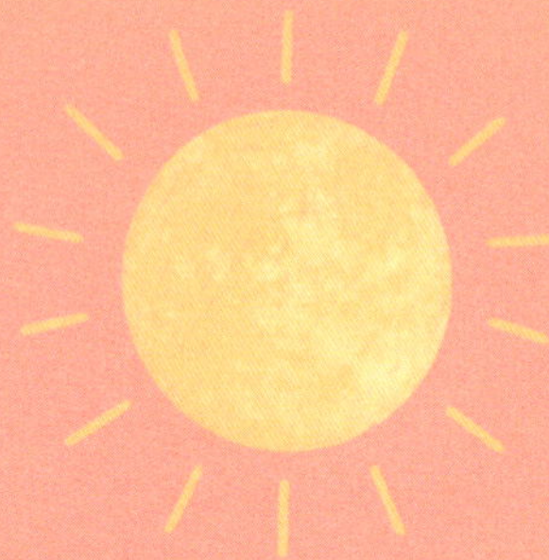

DER KLASSIKER

Die großen Gruppen der Fahrradliebhaber:innen schlängeln sich über die Landstraßen. Die Rennradfahrer legen mit dem Triathlon-Training los, die Mountainbikerinnen wagen sich die Bergstraßen hoch, man sieht Familien beim Fahrradausflug, Kurzstreckenfahrerinnen oder Radler mit Gepäck, gerüstet für den Fahrradurlaub in Holland oder die Alpenüberquerung. Es ist Hochsaison. Viele meiden die Mittagshitze, andere ziehen ihre Tour voll durch. Niemals darf die Sonnencreme vergessen werden oder genügend Wasser. Es ist ein herrliches Gefühl, am Autostau vorbei Richtung Badesee zu fahren: Pkws haben zwar vielleicht eine Klimaanlage, während man selbst an der roten Ampel auf dem flimmernden Asphalt steht und schwitzt, dafür ist man bei Stau aber sehr viel schneller vor Ort und kann direkt ins kühle Nass springen.

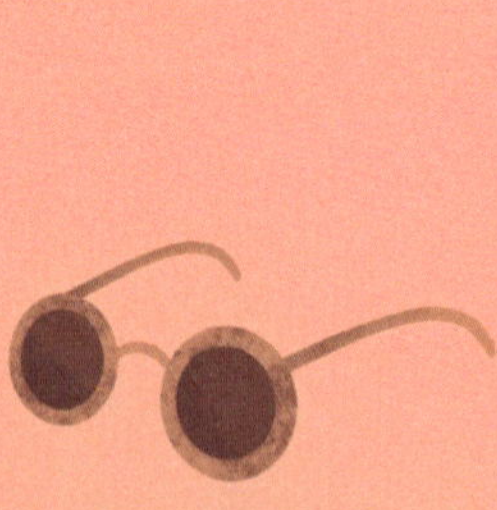

ENDLICH IST ES WIEDER KÜHL GENUG, UM ENTSPANNT DEN GANZEN TAG UNTERWEGS ZU SEIN

Es locken die angenehmen Temperaturen und goldene Landschaften, die an einem vorbeiziehen. Nach dem Sommer freuen sich alle auf ihre dicken Pullover und kuscheligen Winterschals, trotzdem werden die letzten warmen Tage ausgiebig genutzt. In vielen Bundesländern fängt das neue Schuljahr an und Horden von Schulkindern rasen zur nächstgelegenen Schule. Regentage machen das »Einfach-mal-aufs-Rad-Schwingen« schwieriger, und manche spüren die negativen Auswirkungen von schönem Herbstlaub: Rutschgefahr!

WEN TRIFFT MAN BEIM FAHRRADFAHREN?

Das Überraschende an Vorurteilen? Manchmal stimmen sie. Aber natürlich nur manchmal. Und irgendwie können Radbegeisterte dann doch in unterschiedliche Kategorien eingeteilt werden. Eine ganz persönliche Übersicht:

Die sportlichen Ausflügler:innen

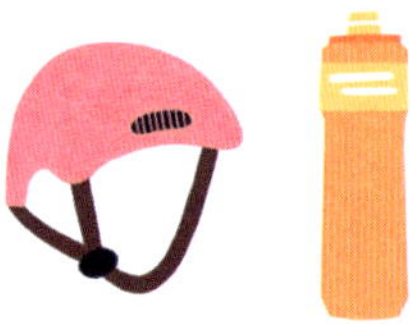

Lässig strecken sie die durchtrainierte Wade Richtung Boden. Auf dem Lenker ruht das Handy mit der Fitness-Tracking-App und einer Direktverbindung zur Sportuhr am Handgelenk. Es geht darum, auf Kilometer zu kommen. Für einen Plausch sind sie meist nicht zu haben, aber ein freundliches Nicken bekommt man bestimmt.

Das ältere Paar an der frischen Luft

Meistens weiß er, wo es langgeht, und ihr geht es immer ein bisschen zu schnell. Sie haben auch mal ein Tandemfahrrad ausprobiert, aber sich dann so sehr gestritten, dass sie es lieber gelassen haben. Im Korb befindet sich oft eine ordentliche Brotzeit, und der ganze Stolz sind die neuen E-Bikes und die sportlichen Funktionsjacken. Kommt man mit ihnen ins Gespräch, werden die technischen Details der neuen Fahrräder besprochen.

Die gestressten Eltern

Vorne im Lastenfahrrad gucken neugierig Kinderaugen über den Rand. Der Helm sitzt schief und auf dem gestreiften T-Shirt sind noch ein paar Flecken vom Frühstück. Den Eltern stehen die Schweißperlen auf der Stirn. Zerknirschte Stimmen werden laut, weil doch nicht das teurere Fahrrad mit E-Motor gewählt wurde. Auf dem Handy warten schon die unbeantworteten E-Mails für den nächsten Arbeitstag. Der wichtigste Gedanke: Hoffentlich grassiert gerade keine Virusinfektion in Kita und Kindergarten, sonst kommt der volle Terminkalender durcheinander.

Teenager auf dem Weg zum nächsten Badesee

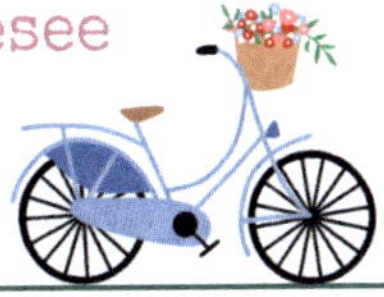

Gepäckträger sind uncool, daher wölben sich die großen Rucksäcke auf dem Rücken. Beim Über-den-Bordstein-Fahren klappert es verdächtig in den großen Taschen. Eine Flasche Bier? Die Fahrräder sind gerne alte Mountainbikes – Überbleibsel von der mit 13 angestrebten Dirt-Bike-Karriere, die nach einem Jahr nicht mehr fortgesetzt wurde. Ein Gespräch kommt nicht zustande. Die mitgebrachte Musikbox ist schon bis zum Anschlag aufgedreht.

Die Arbeitspendler:innen

Viele von ihnen tragen schon ihr Business-Outfit, andere erkennt man am großen Laptoprucksack. Sie rauschen morgens an einem vorbei und haben für den spontanen Regenschauer immer ein praktisches, wenn auch optisch fragwürdiges Regencape dabei. Ihr Highlight: Genau zu wissen, wie viele Minuten man von einer roten Ampel zur anderen hat. Sie sind nicht gesprächig und lassen sich ungern überholen.

Der Familienausflug am Wochenende

Sie sind immer in großen Gruppen unterwegs. Die Eltern müssen manchmal gefährlich langsam fahren, damit die Kinder hinterherkommen, sehen dabei aber meist gelassen aus. Sie lassen einen gerne vorbei, wenn man etwas mehr Schwung hat, und die Erwachsenen sind beim nächsten Rastplatz auch immer für ein Pläuschchen offen, wenn die Kinder gerade spielen oder das Butterbrot kauen. Sie sind oft gute Ansprechpartner:innen, wenn Fahrradpumpe oder Taschentücher fehlen. Solche Gruppen haben immer alles dabei!

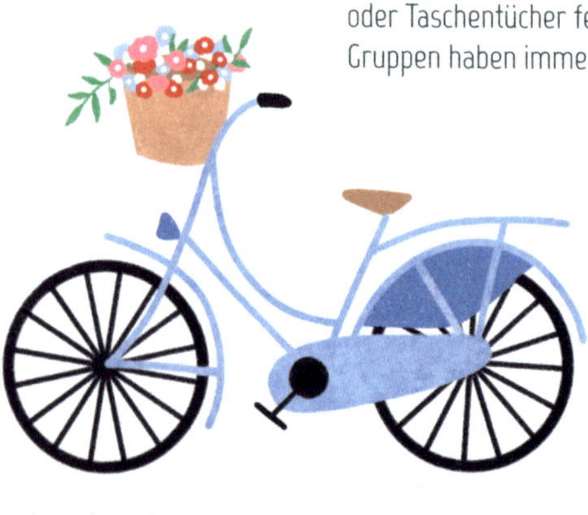

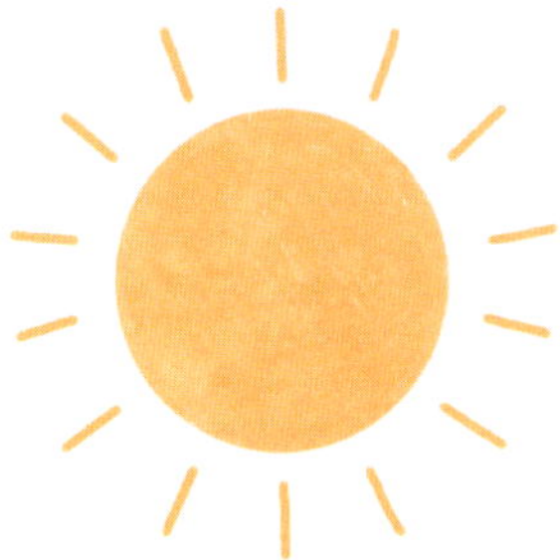

Besorg dir ein Fahrrad.
Wenn du lebst,
wirst du es nicht bereuen.

MARK TWAIN

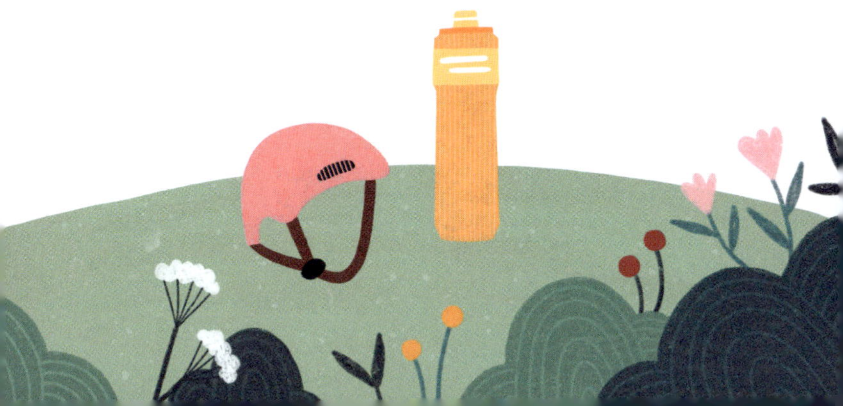

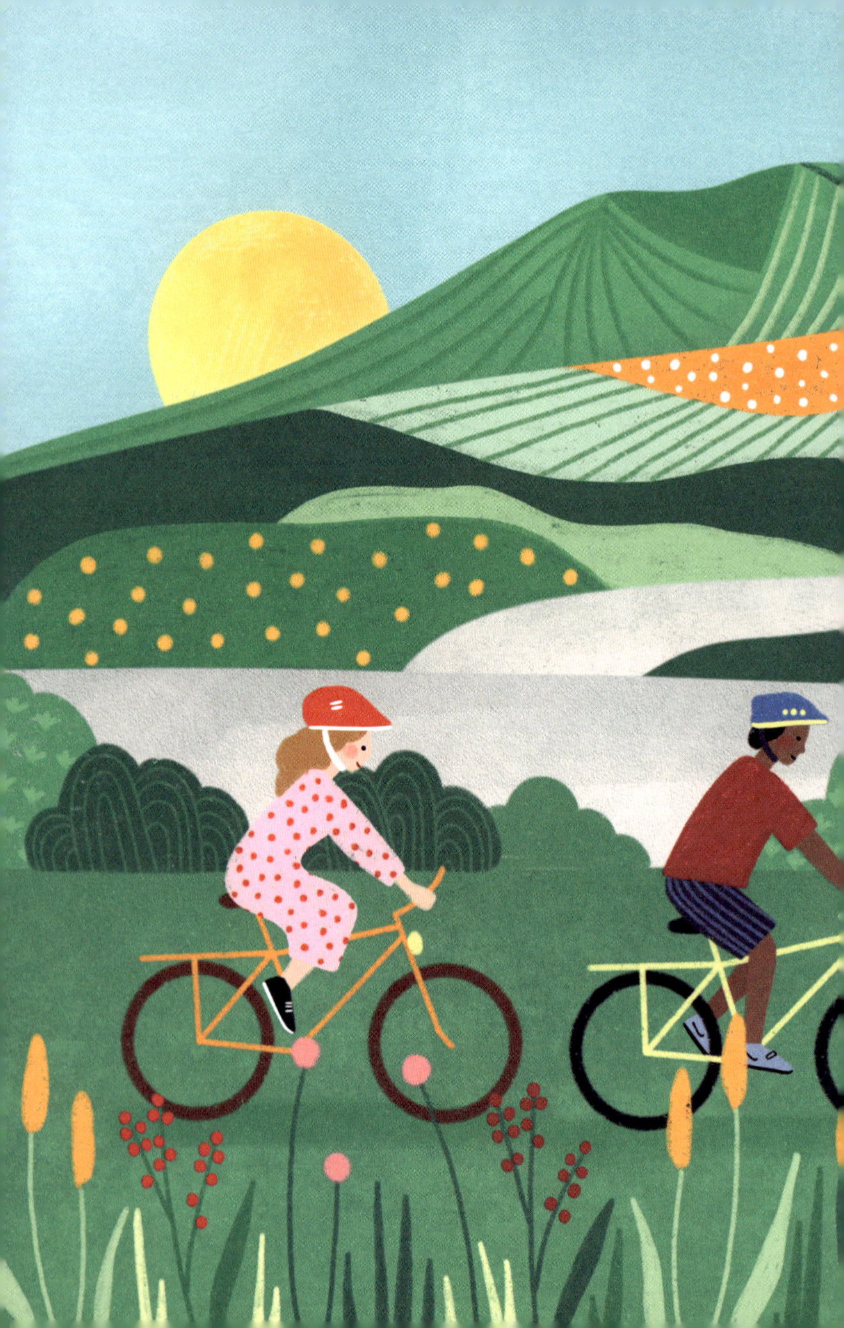

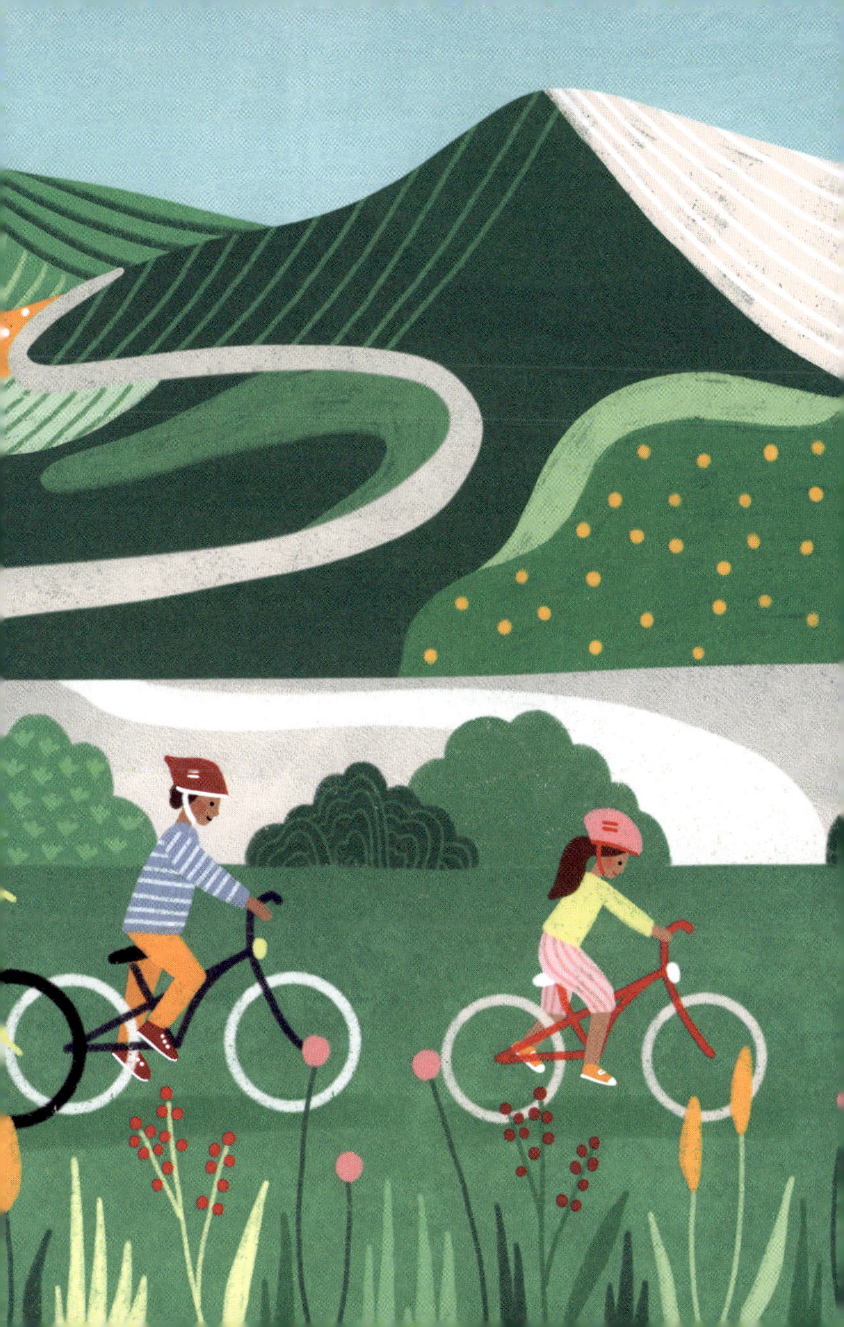

HIGHLIGHTS DER PRAKTISCHEN FAHRRAD-ACCESSOIRES

Ein Korb (oder mehrere Körbe)

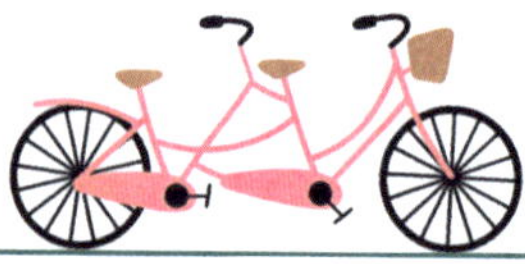

Es ist einfach furchtbar praktisch, seine Einkäufe nicht auf dem Rücken transportieren zu müssen. Auf den meisten Gepäckträgern oder vorne am Lenker lässt sich herrlich leicht ein Korb befestigen. Fortgeschrittene schwören auch auf Fahrradtaschen, die das Gewicht auf beiden Seiten ausgleichen. Für den Alltag vielleicht etwas viel, aber für Trekking und größere Touren ganz hervorragend.

Eine Klingel

Gehört zwar zur Grundausstattung, aber wird manchmal vergessen. Fahrradfahrer:innen haben wenig andere Möglichkeiten, um auf sich aufmerksam zu machen. Eine Klingel hilft wunderbar, andere Leute vom Fahrradweg zu scheuchen. Allerdings sollte man nicht zu schnell auf die Fußgänger:innen zurasen. Wer weiß, wie laut die Musik auf deren Kopfhörern ist!

Eine Halterung für das Schloss

Die meisten werfen ihr Schloss in den Korb oder wickeln es um die Sattelstütze herum. Es gibt aber praktische Schlosshalterungen, die nur zu empfehlen sind.

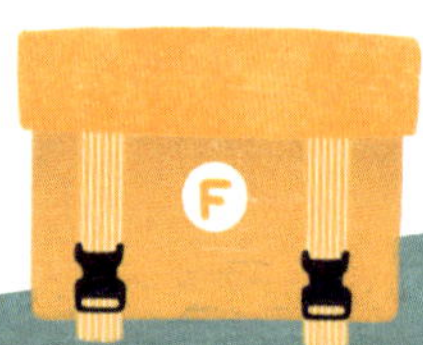

Reflektoren zum Anklipsen

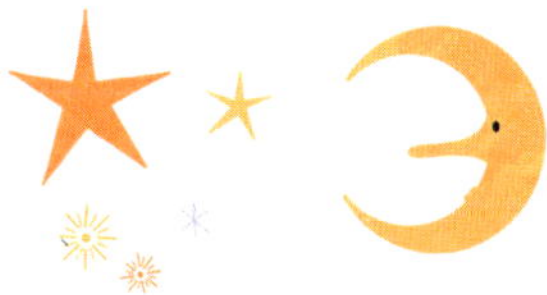

Schon 2008 rauschten in London neongelbe Gestalten auf Fahrrädern an mir vorbei. Schnell bemerkte ich: Das sind Vorsichtsmaßnahmen, um im wilden Verkehr der Millionenmetropole nicht von anderen Fahrzeugen übersehen zu werden. Gar nicht so doof, haben wir doch alle schon gemeinsam in der Schule gesungen: »Was ziehe ich an? Was ziehe ich an, damit man mich gut sehen kann?« Es gibt mittlerweile auch Reflektoren für den Oberarm oder das Schienbein. Wer auch in der dunklen Jahreszeit fährt, kann zusätzlich noch einen Reflektor am Helm befestigen.

Eine Smartphone-Halterung für den Lenker

Smartphones haben so manches technische Gerät ersetzt. Wer fährt heute noch mit Tacho? Doch während der Fahrt das Handy aus der Tasche zu angeln und aufs Display zu gucken ist verboten. Und weil Fahrradwege leider manchmal nicht perfekt ausgeschildert sind, hilft die Halterung, den Weg fest vor sich zu haben. Profis erkennt man am eingebauten Regencover für das Handy und der angeschlossenen Ladestation.

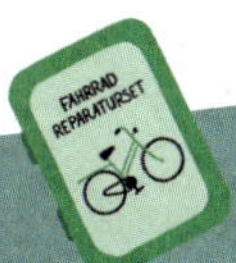

DER HÜGEL IST IMMER steiler ALS GEDACHT

Hügel sind die unauffälligen Geheimgegner beim Fahrradfahren. Da kommt sie, die Steigung. Der Horizont wölbt sich nach oben. Noch einmal wird kurz Schwung geholt. Der Gang wird ganz heruntergeschaltet. Bei so wenig Widerstand kommt man leicht ins Straucheln. Der Hügel fängt an, der Schwung ist weg, die Oberschenkel brennen und die Konzentration ist hoch, bloß nicht das Gleichgewicht verlieren. Folgende Gedanken schwirren im Kopf herum: Bin ich wirklich so unsportlich? War der Hügel schon immer so steil? Der ist doch steiler geworden! Verdammt, ich muss wirklich mehr Sport machen! Ausdauer oder Muskeltraining? Nächstes Mal nehme ich die längere Strecke ohne den Hügel. Noch dreimal treten, tief einatmen. Oben angekommen haben die Pedale kaum noch Widerstand, vielleicht ist ein Schweißtropfen auf der Stirn zu sehen. »Gar nicht so schlimm, aber beim nächsten Mal fahre ich vielleicht doch den Umweg ohne Hügel«, ist das Fazit – nur um beim nächsten Mal wieder das Gleiche zu denken.

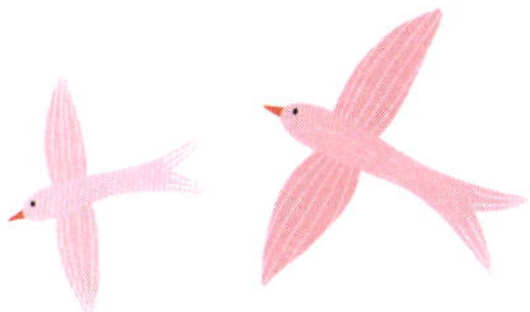

Beim Radfahren lernt man
ein Land am besten kennen,
weil man dessen Hügel
emporschwitzt und sie dann
wieder hinuntersaust.

ERNEST HEMINGWAY

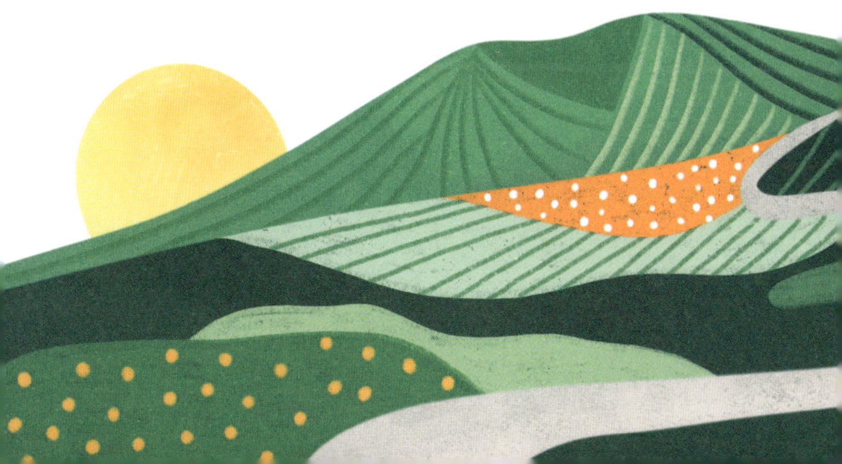

Die Pragmatiker

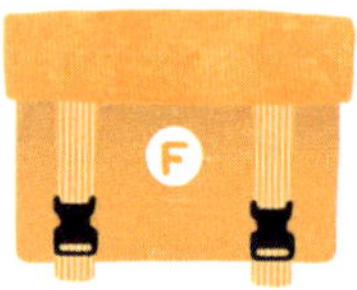

Ihr rostiges Mountainbike oder Hollandfahrrad vom 16. Geburtstag steht bei Wind und Wetter vor dem Haus. Das Zweirad wird zum Einkaufen benutzt oder um schnell irgendwo hinzufahren. Alles unter fünf Kilometern. Eigentlich ist das Rad eher der Ersatz des öffentlichen Nahverkehrsmittels. Sie würden niemals eine Fahrradtour machen.

Die Alltags-sportlerinnen

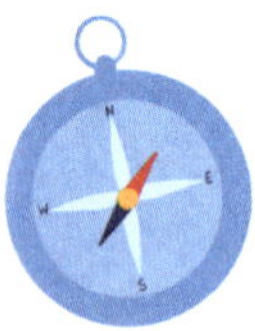

Der Weg zur Arbeit (mindestens zehn Kilometer) ersetzt sämtliche Ausdauersporteinheiten. Im Rucksack: immer Wechselklamotten. Haben meist wegen des Helms keine frisierten Haare.

Die Rennradfahrer

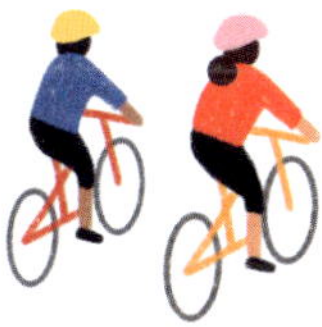

Haben meist ab 30 die Sportart entdeckt. Alles unter 50 Kilometern ist nur ein Ausflug. Sind am Wochenende auf den Landstraßen leider im stetigen Konflikt mit Autofahrer:innen. Auch Männer rasieren sich plötzlich die Beine.

Die jungen E-Biker:innen

Gerne Pärchen, für die das E-Bike endlich die Lösung ist beim Streitthema »Ich kann nicht mehr, ich bin nicht so sportlich wie du«. Fahren meist lange Touren. In der Stadt oft Eltern mit Kinderanhänger oder Lastenfahrrad.

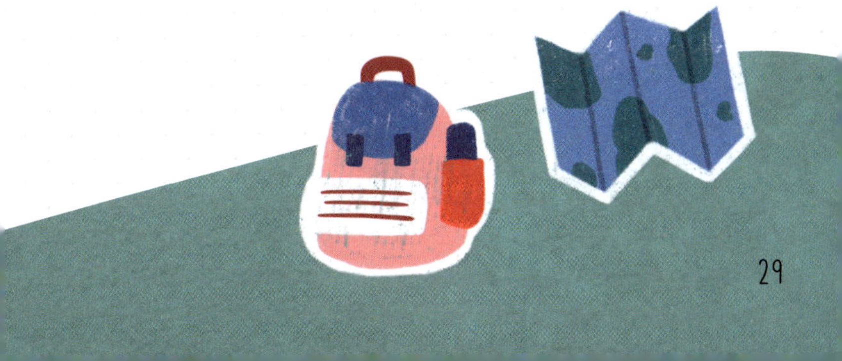

Die älteren E-Biker:innen

Können endlich den Berg hochfahren, der davor einfach nicht mehr drin war. Fahren plötzlich viel häufiger Fahrrad als davor. Sind immer eine Nummer zu schnell unterwegs.

Die Design-Genießer

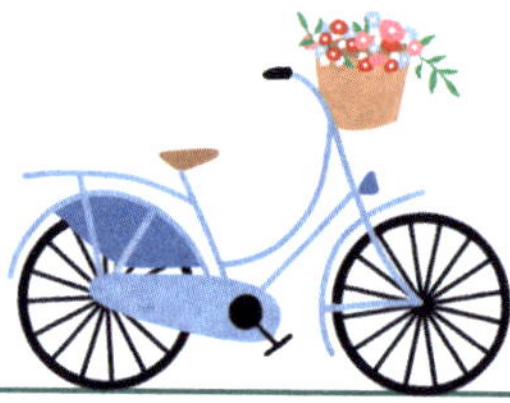

Das Rennrad oder Hollandrad stammt aus einer Manufaktur und wird niemals an öffentlichen Orten abgestellt, weil es sehr teuer war. Es zählt als Accessoire zu einem stylischen Outfit und dient meist dazu, in der Stadt zum Brunch zu fahren.

Die Fahrrad-begeisterten

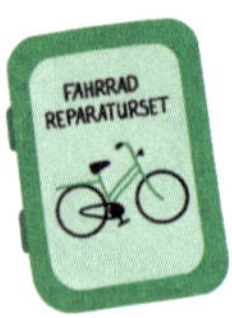

Haben pro Kopf mindestens drei Fahrräder und leben für das Rad. Haben meist schon als Teenager in einem Fahrradladen gearbeitet. Fahrräder sind für sie das Leben. Wenn Bekannte einen Platten haben, wissen sie es als erste, weil sie helfen müssen, und freuen sich darüber.

Die Mountain-bikerinnen

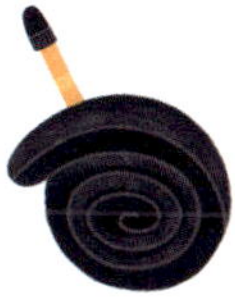

Adrenalin ist wichtig. Erst wenn es durch die Adern pumpt, spüren sie, wie sie Spaß an der Sache haben. Über Stock und Stein geht es durch die Natur. Im Alltag an sehr risikofreudiger Fahrweise und dem stylischen Rutschen um gefährliche Kurven zu erkennen.

Die Sportver-letzten

Marathon ging nicht mehr, hat der Orthopäde gesagt. Das Knie macht nicht mehr mit, also werden sämtliche Sporteinheiten auf dem Fahrrad erledigt.

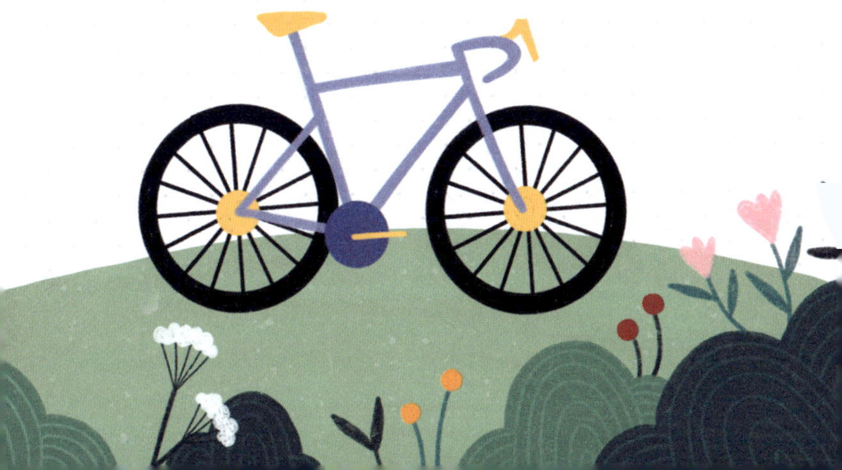

Die Eitlen

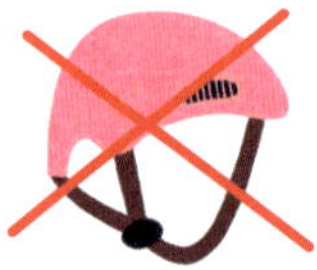

Würden mehr Fahrrad fahren, wenn der Helm die Frisur nicht so sehr kaputt machen würde.

Die Faulen

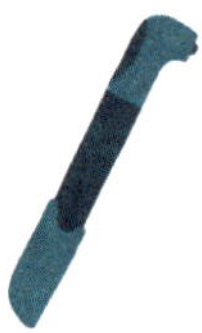

Laufen lieber, als den Schlüssel für das Fahrradschloss zu suchen oder die Reifen aufzupumpen.

Die Essenslieferanten

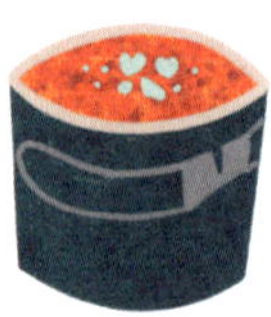

Bitte immer Mitleid haben, die haben wirklich keinen angenehmen Job. Außerdem sehen die riesigen Rucksäcke furchtbar unbequem aus.

Bei keiner anderen
Erfindung ist das Nützliche
mit dem Angenehmen so innig
verbunden wie beim Fahrrad.

ADAM OPEL

MEIN FAHRRAD, MEIN Style

Zeig mir dein Fahrrad und ich zeig dir, wer du bist. Hollandrad, Retro-Rennrad, E-Bike, Mountainbike? Die Art des Fahrrads sagt viel über den Besitzer oder die Besitzerin aus. Ein Fahrrad ist ein Accessoire. Es muss zum Lebensstil passen. Ein romantisches Sommerkleid: Hollandrad. Ein regensicherer Rucksack, der oben eingerollt wird: Retro-Rennrad in der Stadt. Ein Sport-T-Shirt mit braunem Schlammstreifen auf dem Rücken: Mountainbike. Ein vielleicht zu enges Multifunktionsshirt mit Reißverschluss auf der Brust: Rennrad. Ein altes Mountainbike, das ein Stück zu klein ist: Pragmatiker:in. Euer Fahrrad sagt viel mehr aus, als ihr denkt. Zelebriert es! Dekoriert euren Fahrradkorb mit Kunstblumen, poliert den Rahmen auf Hochglanz, schützt den Sattel mit einem schönen Sattelschutz und baut eurem Hund eine kleine Korbhöhle zum Transportieren. Warum denn nicht?

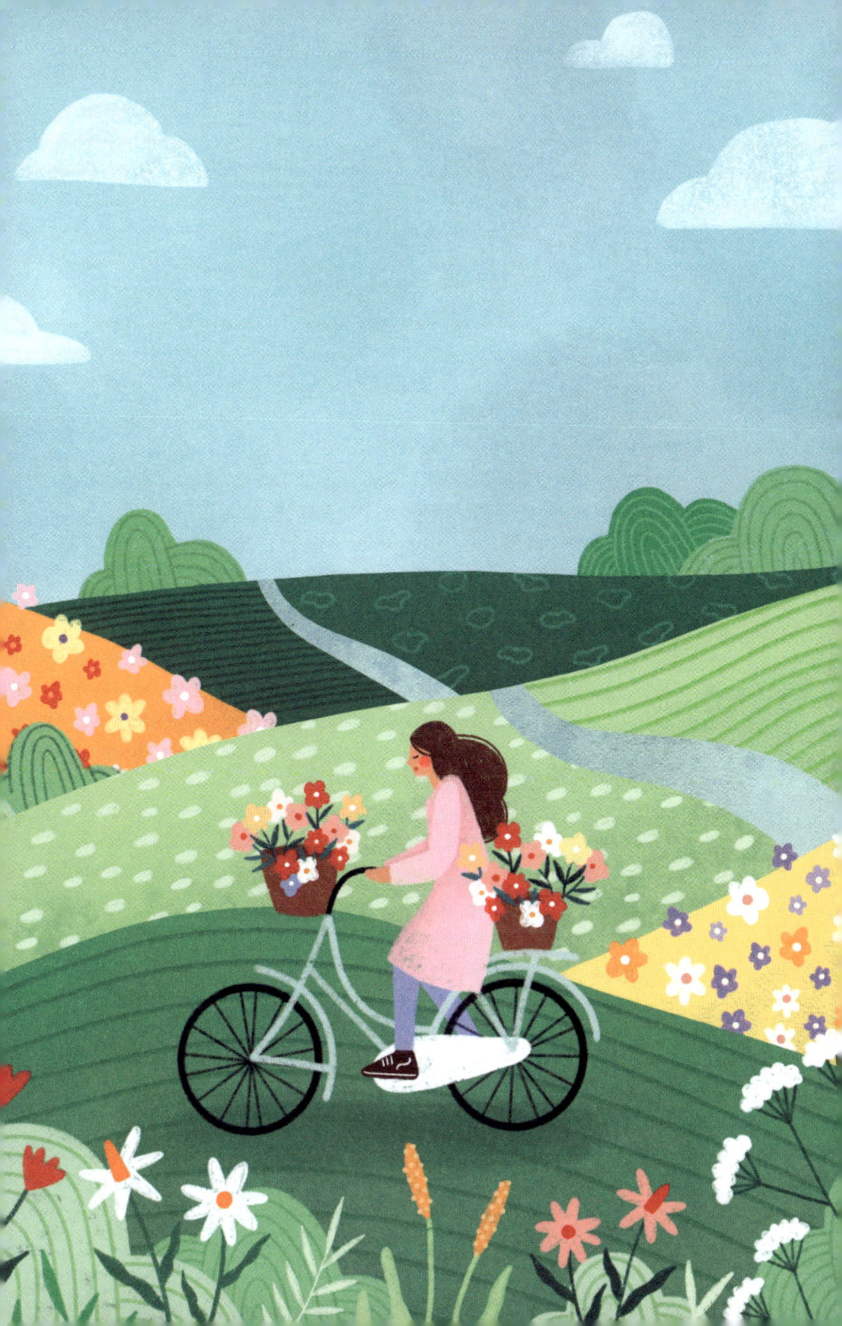

FAHRRADFAHREN ALS Kind

Wie so vieles war Fahrradfahren als Kind ein riesiges Abenteuer. Irgendwann stand ein Drahtesel mit einer großen Schlaufe auf dem Geburtstagstisch oder lehnte neben dem Weihnachtsbaum. War erst einmal der Bewegungsablauf gelernt, düste man davon und schob sich lediglich den manchmal viel zu großen Helm aus dem Gesicht. Vor einem lag die ganze Welt.

Kinder denken pragmatischer. Mit dem Fahrrad ist man schnell und Spaß macht es irgendwie auch. Wenn der erste Sturz überstanden ist und ein Pflaster auf dem Knie klebt, bleibt trotzdem die Freude daran, schnell und unabhängig von A nach B zu kommen.

Je älter, umso größer der Radius. Irgendwann dann auch ohne Eltern. In der Grundschule steht die Fahrradprüfung an: Ein motivierter Straßenpolizist gestikuliert eine Horde Schulkinder über einen großen Parkplatz mit nachgezeichneten Straßen. Es werden Schilder gelernt und Vorfahrtsregeln. Danach prangt stolz auf dem Fahrrad das Abzeichen. Fit für den Straßenverkehr.

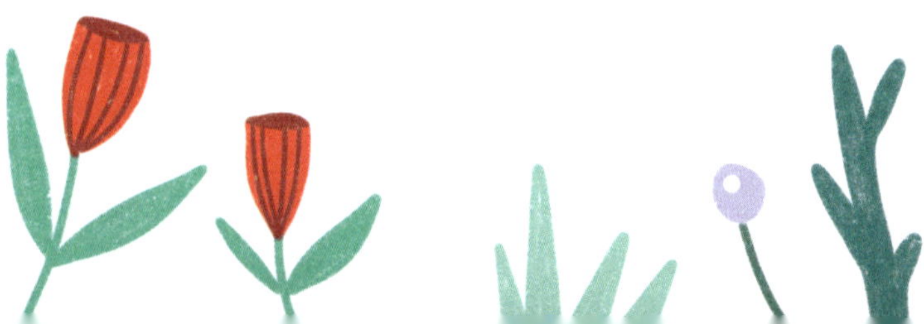

FAHRRADFAHREN ALS Teenager

Als Teenager war mein Fahrrad eine Selbstverständlichkeit. Keine Strecke war zu weit, kein Hügel zu steil. Zum ersten Mal bedeutete das Fahrrad wirklich pure Freiheit. Es wurde das Hauptverkehrsmittel. Ich fuhr damit zum Reittraining, zum Treffen mit Freunden, zum See.

Es wurde nie überlegt, ob man den Hügel in der Mittagshitze »schafft«, man hat es einfach probiert.

Sehnen wir uns nicht alle in diese Zeit zurück, in der wir unsere Fitness als Selbstverständlichkeit ansahen und gar nicht bemerkten, wie sehr wir sie eigentlich zu schätzen wissen müssten?

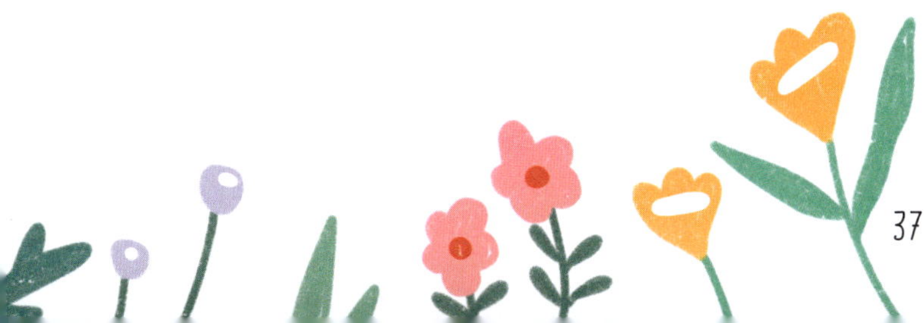

DINGE,
DIE UNS ALLEN AUF DEM FAHRRAD SCHON MAL PASSIERT SIND

Erst an der eigenen Fitness zweifeln, bevor man den platten Reifen bemerkt

In einem schwachen Moment nur die Vorderbremse benutzen und mit dem Hinterrad abheben

Die weite Hose in der Kette verheddern

Vergessen abzusperren und sich freuen, dass das Rad noch da ist

Vergessen abzusperren und es merken, weil das Fahrrad geklaut wurde

Nicht mehr wissen, wo das Fahrrad steht

Den Schlüssel im Schloss abbrechen

Den Schlüssel verlieren

Mit einem Bolzenschneider das Schloss aufschneiden und laut sagen: »Das ist meins. Ich klaue es nicht.«

Mit schlechtem Gewissen über eine rote Ampel fahren

Sich vornehmen, nicht so laut Musik zu hören, und es dann doch zu tun

Viel zu schnell an schwer einzusehenden Einfahrten vorbeifahren und von einem Auto überrascht werden

Zu faul sein, in einen kleineren Gang zu schalten, und lieber aufstehen

Sich fragen, ob man sich beim Rechtsabbiegen nach der Ampel für die Autos oder der Fußgängerampel richten soll

10 DINGE, DIE MAN BEIM FAHRRADFAHREN MAL ERLEBEN MUSS

1 In den Regen kommen

2 Die Route nicht planen, sondern sich treiben lassen

3 Mit Freundinnen in einer lauen Sommernacht nach Hause fahren

4 Etwas aus dem Korb verlieren und dann peinlich berührt aufsammeln

5 Heimlich auf dem Gepäckträger mitfahren

6 Über Kopfsteinpflaster ruckeln und »Aaaaaaaaaaa« sagen

7 An einem kalten Wintermorgen der einzige Mensch auf der Straße sein

8 Ganz kurz die Augen schließen und nur den Fahrtwind spüren

9 Beim Bergabfahren die Füße vom Pedal wegstrecken

10 Unnötig Schlangenlinien fahren

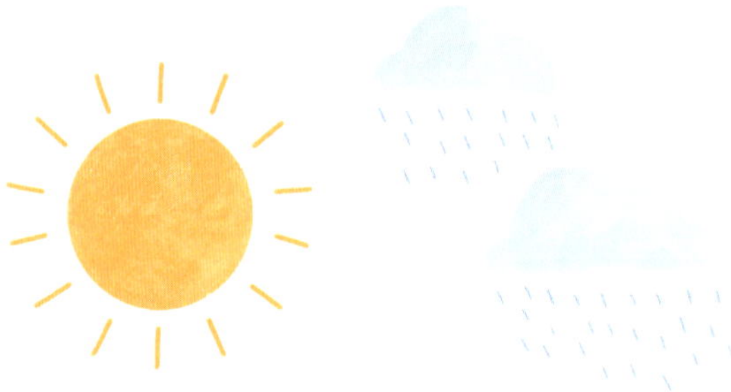

Das Leben ist
wie Fahrradfahren.
Um die Balance zu halten,
musst du in Bewegung bleiben.

ALBERT EINSTEIN

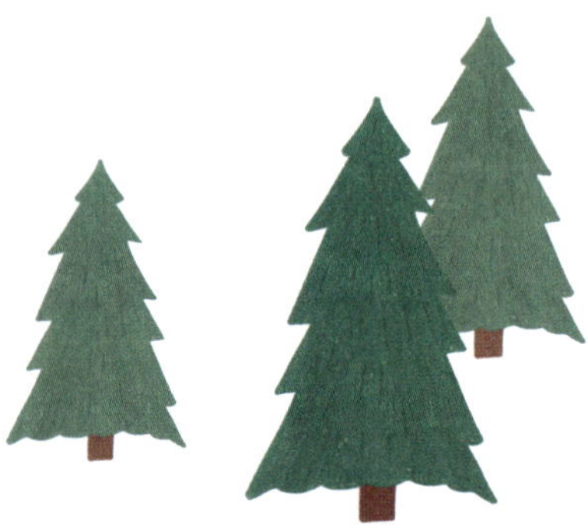

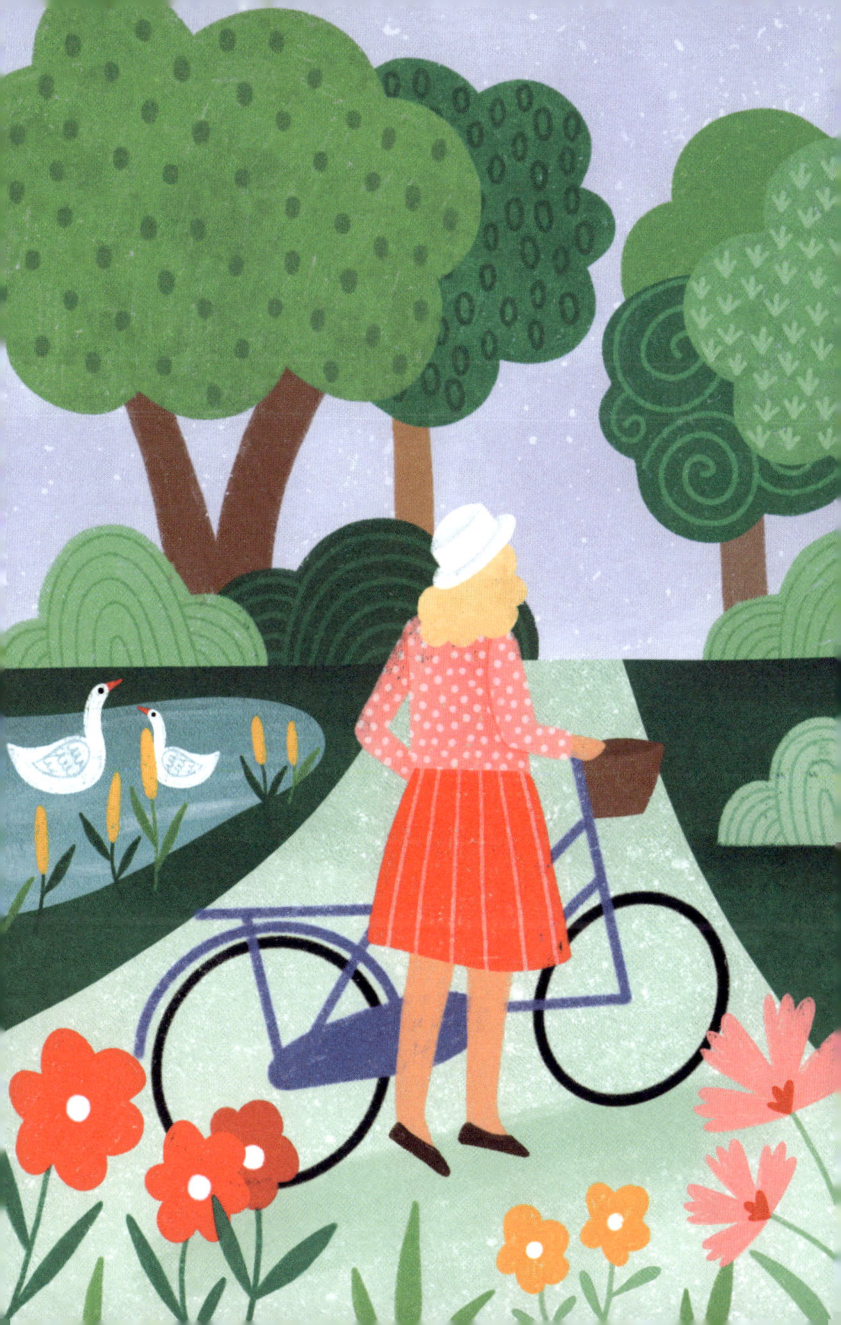

LASST UNS NICHT ÜBER E-Bikes STREITEN

Die Schweißperlen stehen einem auf der Stirn, es geht steil bergauf – und in dem Moment jagt ein E-Bike an einem vorbei. Die Haare der Fahrerin wehen im Wind und es gleitet dahin, als wäre der Asphalt eine Eisbahn, während die eigenen Oberschenkel brennen.

Sind sie falsch, die E-Bikes? Bestimmt nicht. Sind die Fahrer:innen faul? Wagen wir das zu behaupten? Immer mehr E-Bikes oder Pedelecs sind auf den Straßen unterwegs. Sie gehen im Handel weg wie warme Semmeln. Wenn der Absatz steigt, muss es also eine Nachfrage geben. Die E-Bikes haben die Fahrradwelt verändert – und manchen die Welt der Fahrräder erst nahegebracht.

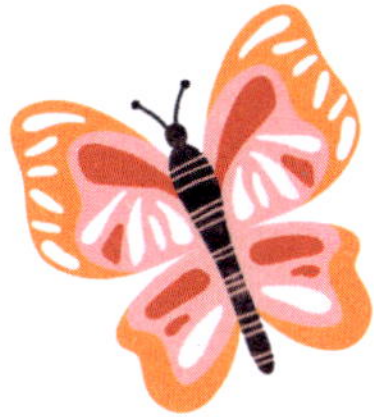

»Aber ich stelle immer auf die niedrigste Stufe«, sagen Fans der E-Bikes gerne, als müssten sie sich rechtfertigen.

Fakt ist, ein E-Bike kann vor allem älteren und bewegungseingeschränkten Menschen den Radsport ermöglichen oder erleichtern. Auch manche jungen Paare können gemeinsame Fahrradausflüge nun richtig genießen. Die Gemeinschaft der Zweiradliebhaber:innen wird also erweitert. Ist doch eigentlich nicht schlimm, oder? Wir können einfach gemeinsam schmunzeln über Anekdoten wie: »Mich hat in einer 30er-Zone mal wieder eine Rentnerin auf einem E-Bike überholt.«

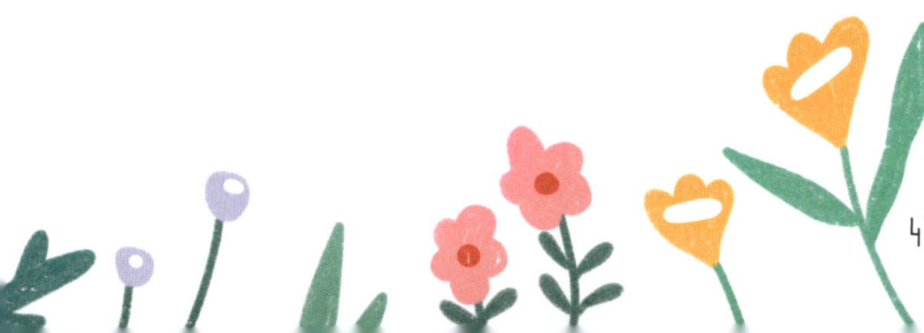

FAHRRADFAHREN MIT Kindern

Es mag im ersten Moment nervenaufreibend sein, wenn der Nachwuchs vor einem unsicher das erste Mal im Straßenverkehr herumwackelt, aber in einem sind sich alle Experten und Expertinnen einig: Wer früh übt, hat schnell Routine.

Eltern sollten laut dem »Allgemeinen Deutschen Fahrrad-Club« übrigens hinter den Kindern fahren.

Das schützt vor überholenden Autos. Zusätzlich hilft auch eine kleine Fahne, denn leider werden Autos ja immer größer, Fahrräder aber nicht.

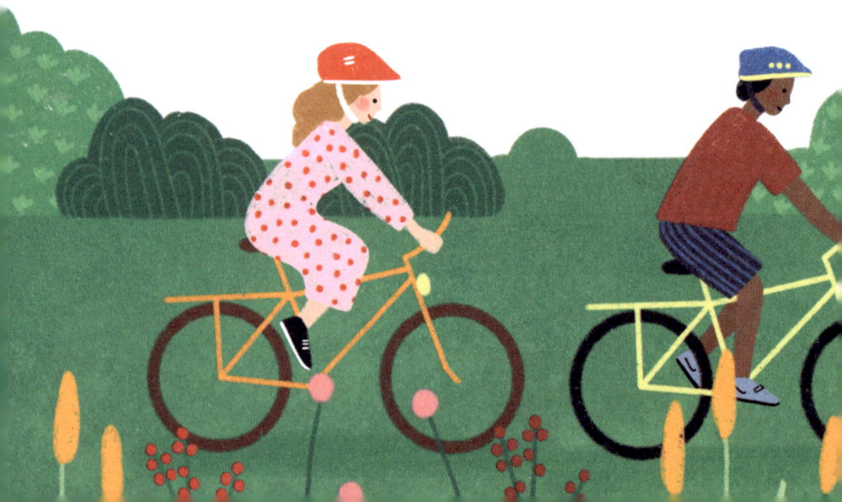

Gegen den Angstschweiß kann man als Eltern leider nichts machen, außer sich ganz oft selbst gut zureden und erklären: Wir trainieren hier gerade für die Eigenständigkeit. Und die wird kommen, viel schneller, als es sich manche Eltern wünschen. Denn irgendwann wird das Kind sechs Jahre alt sein und auch ganz offiziell alleine losfahren dürfen. Auf diesen Tag gilt es den Nachwuchs vorzubereiten. Was für die nervösen Eltern bedeutet: Alltägliche Strecken wie den Weg zur Schule oder zum Sportverein mit dem Nachwuchs regelmäßig abfahren und Gefahrensituationen besprechen.

Und natürlich: Immer ein gutes Vorbild sein. Helm auf, nicht über rote Ampeln fahren, und wenn die Kinder dabei sind, immer schön langsam.

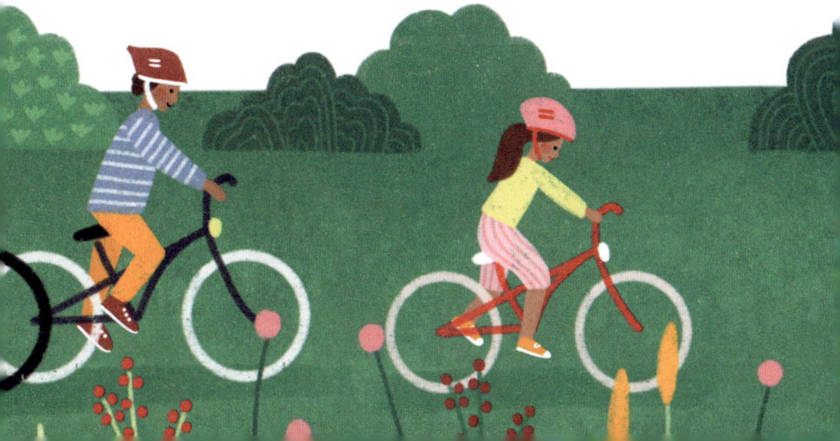

FAHRRADFAHREN IM Regen

Die Augen sind zugekniffen und der Blick geht stur geradeaus.

Eine Hand klammert sich an den Rand der Kapuze. Egal ob Regenjacke oder Hoodie, wenigstens die Haare sollen trocken bleiben.

Immer nasser wird die Jeans. »Verdammt, hätte ich doch den Wetterbericht genauer angeschaut!« Auf dem Bürgersteig packt jemand ein Regencape aus. »Beim nächsten Mal nehme ich es auch mit!«, wird gedacht, nur um es beim nächsten Mal wieder zu vergessen.

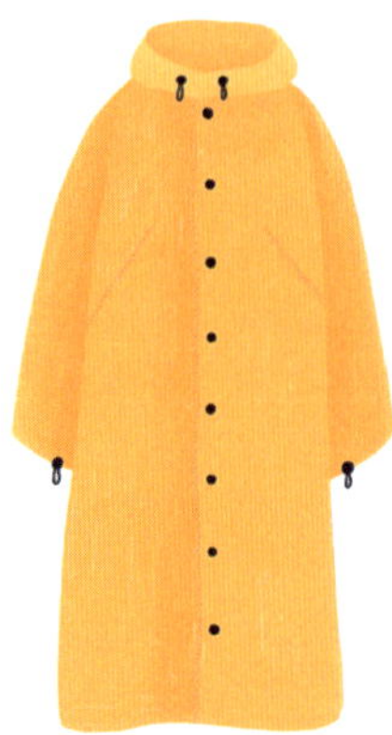

Fahrradfahren im Regen ist ärgerlich, für Menschen mit Brille sogar noch mehr. Trotzdem erinnert es einen doch manchmal daran, wie man als Teenager durch den Sommerregen geradelt ist. Damals, als wir mit unseren Freunden vom Badesee oder Freibad zurückfuhren und das Gewitter doch schneller kam als gedacht.

Kaum etwas ist stärker mit unseren Erinnerungen verknüpft als Gerüche – und auch wenn nicht jede:r Fan davon ist, Sommerregen hat einen ganz bestimmten Geruch. Herbstschauer auch und selbst der Regen im Frühling hat immer eine besonders frische Note.
Im Regen Fahrrad zu fahren bedeutet auch immer, das hinzunehmen, was der Tag eben für einen bereithält. Akkurat planen geht manchmal nicht. Und irgendwie ist es doch auch lustig, wenn man wie ein begossener Pudel am Ziel ankommt und darüber im Nachhinein selbst ein bisschen schmunzeln muss. Es klappt eben nicht immer alles perfekt. Trotzdem ist ein leichtes Regencape, das sich ganz klein zusammenfalten lässt, für den Rucksack oder die Handtasche eine gute Idee.

FAHRRADFAHREN IN DER Stadt

»Fahrradfahren soll entspannen?«, fragen sich die Städter:innen, denn auf dem flimmernden Asphalt lauern meistens ungeahnte Gefahren. Hier eine nicht einsehbare Ausfahrt, dort ein Bürgersteig oder fehlender Fahrradweg. Immer den Überblick behalten. Welches Auto sieht gefährlich aus, welche Fußgängerin läuft gerade unbedarft auf die Fahrradspur? Manche meiden das Fahrradfahren aus Sicherheitsgründen gleich ganz. Die Helmdiskussion ist überdurchschnittlich oft zu hören.

Für die Mutigen ist Fahrradfahren in der Stadt einfach furchtbar praktisch. Wer will schon auf Bus und Bahn warten? Das Rad ist einfacher und kommt nie zu spät. Außer alle Ampeln sind gerade rot.

Wer Adrenalin richtig liebt, fährt mit Kopfhörern. Erlaubt, aber nicht empfohlen. Alles auf eigene Gefahr.

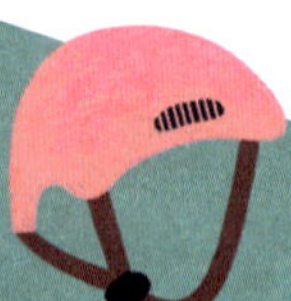

In der Stadt soll es überdurchschnittlich viele Menschen geben, die Angst haben vor dem Fahrradfahren. Umrundet von Fahrzeugen. Der Lack schimmert. Diese Schutzhülle haben wir Radfahrer und Radfahrerinnen nicht. Wie geht das – Fahrradfahren bei viel Verkehr? Das A und O ist die Rücksicht.

Wer Auto fährt und auch Fahrrad, ist vorsichtiger, weiß, wie verletzlich man sich fühlen kann. Es geht um das Miteinander und die Rücksichtnahme.

Die Tür schwingt aber auch in beide Richtungen. Wenn wir Fahrradfahrer:innen lächelnd über rote Fußgängerampeln rauschen oder uns für die praktische Variante entscheiden, wenn wir zwischen Radweg und Straße wählen können, steigt der Frust bei den Autofahrer:innen.

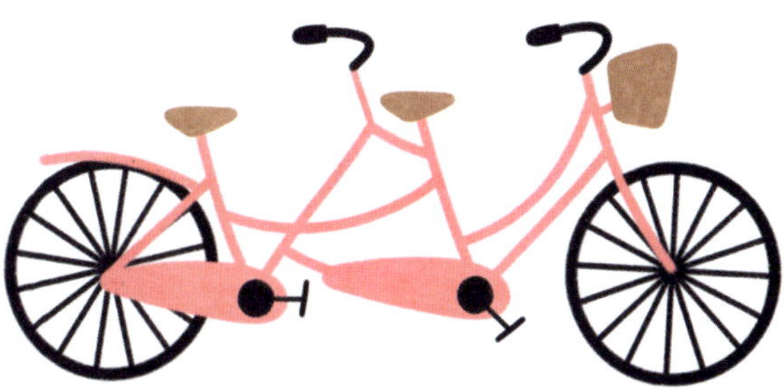

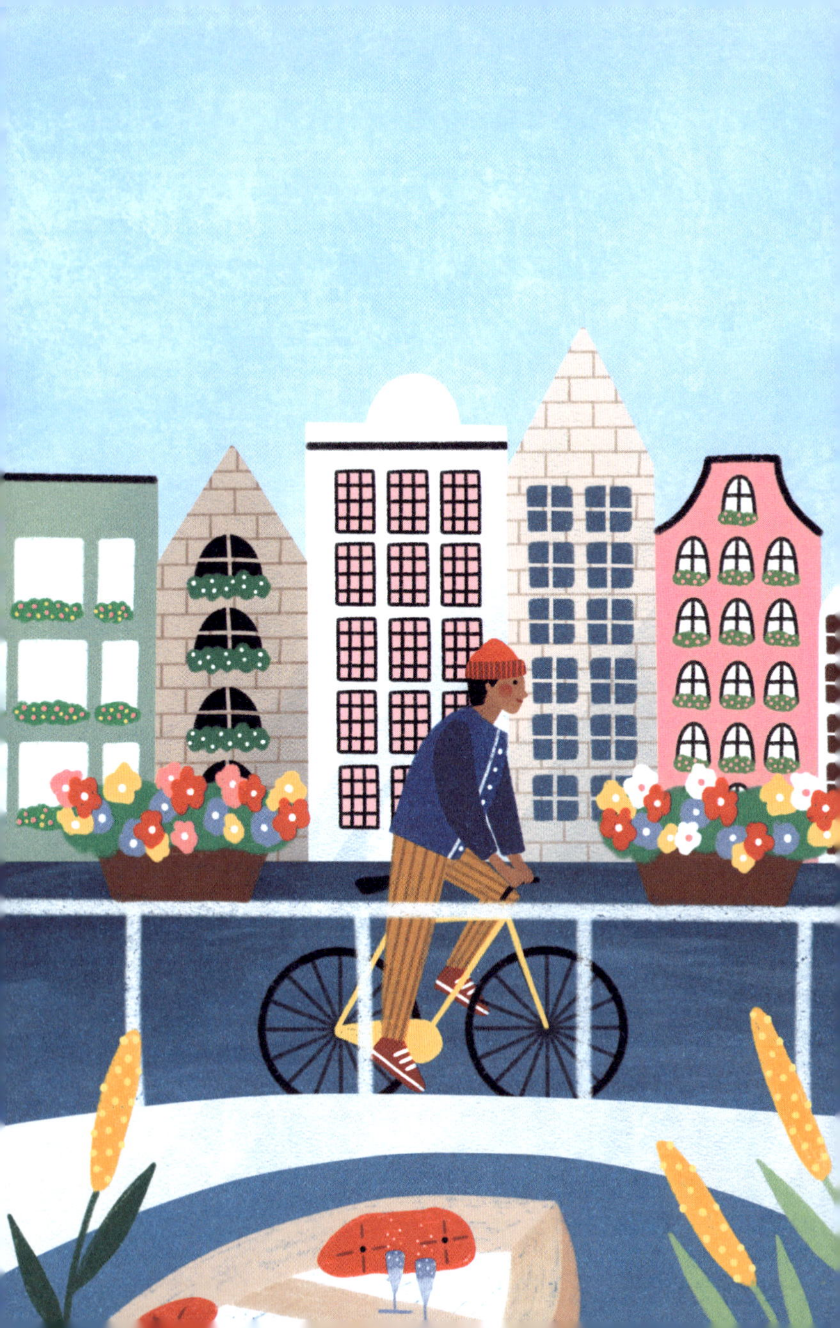

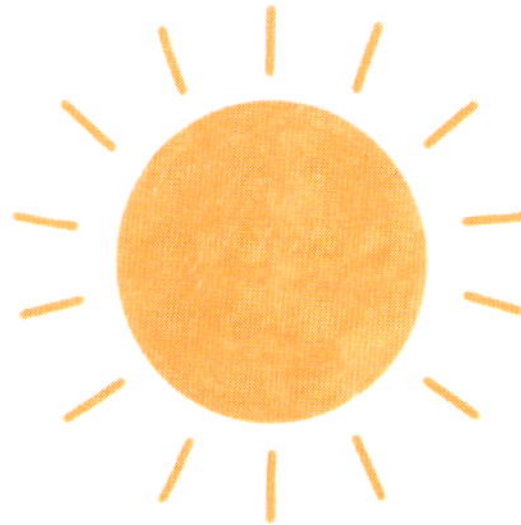

Nichts ist vergleichbar
mit der einfachen Freude,
Rad zu fahren.

JOHN F. KENNEDY

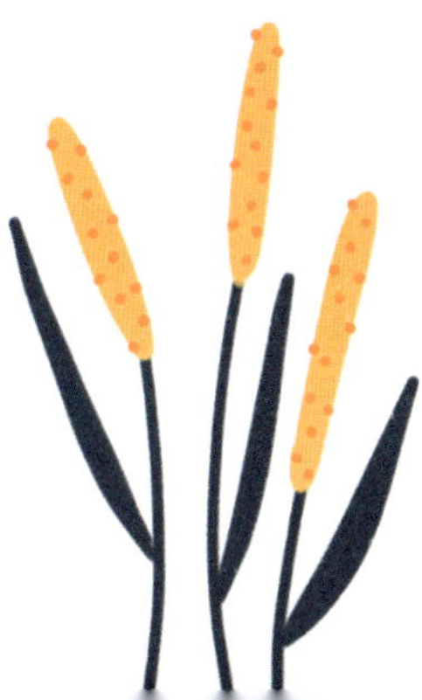

Wellness

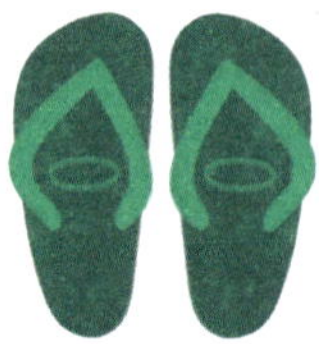

Sich einmal ordentlich durchmassieren lassen, im Solebad dümpeln und in der Sauna die Sorgen des Alltags ausschwitzen. Wer sagt denn, zum Wellnessen könne man nur mit dem Auto fahren? Steig einfach aufs Fahrrad! Spätestens beim Rückweg wird dir auffallen: Wer so relaxt ist, fährt auch viel gelassener Fahrrad.

Picknick

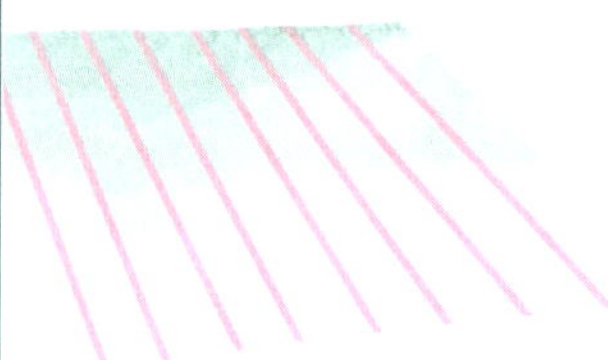

Ein romantisches Picknick zu zweit, ein Ausflug mit den Kumpels oder mit der ganzen Familie. Ein schöner Ort für ein Picknick ist immer ein tolles Ziel für eine Fahrradtour. Essenziell ist eine Picknickdecke mit isoliertem Boden, sonst wird es schnell kalt und feucht. Die wichtigen Utensilien nicht vergessen. Es soll mit Wein angestoßen werden? Korkenzieher! Der Salat sieht lecker aus? Denk an die Gabeln! Das Essen sollte gut gekühlt werden, es reichen aber manchmal auch belegte Brote für ein paar schöne Stunden in der Sonne, bevor es mit dem Fahrrad wieder zurückgeht.

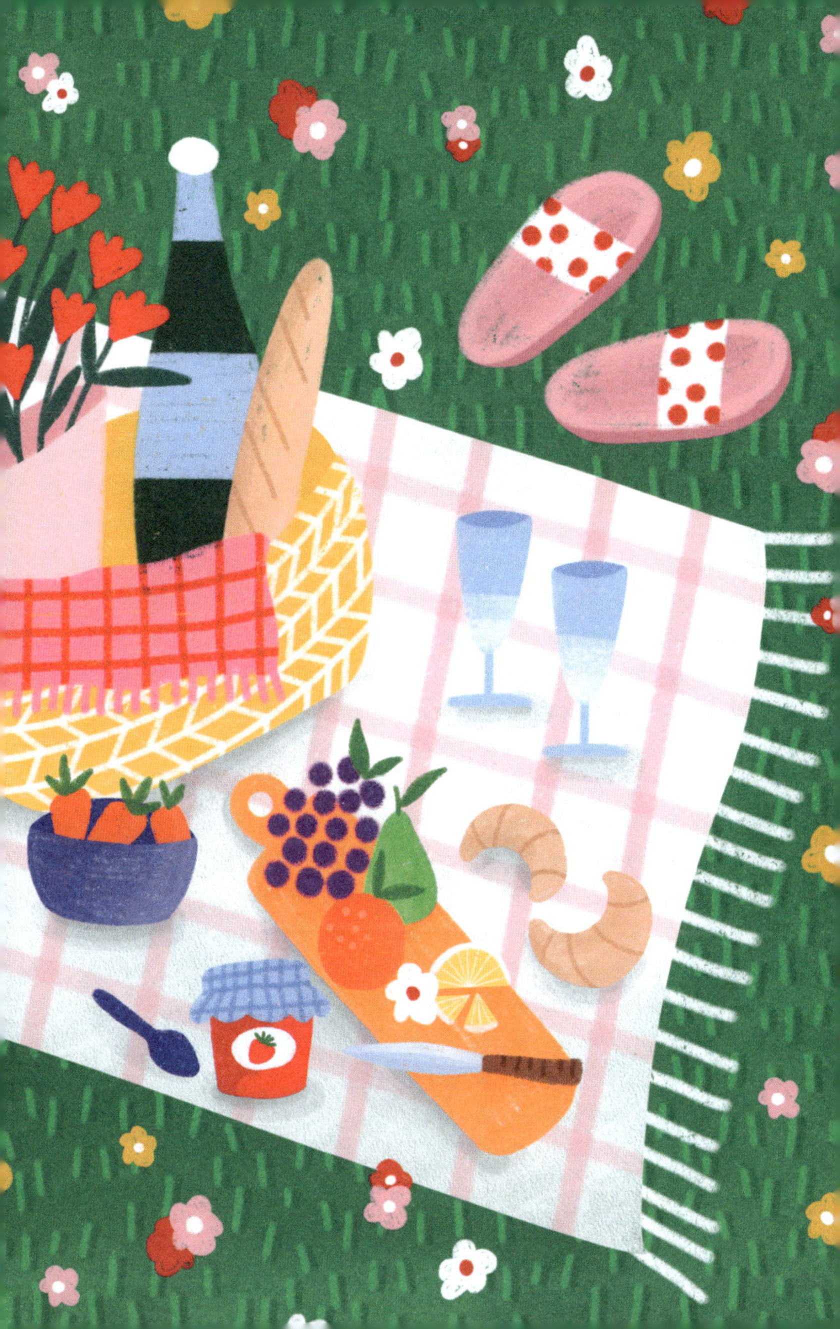

Ein Ausflug ins Stadtzentrum

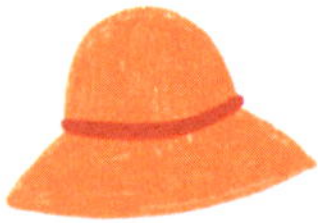

Die Welt der Fahrradliebhaber:innen erstreckt sich nicht nur über die zwei Gegensätze Stadt und Land. Es gibt genügend in der Mitte. Es gibt schnuckelige Kleinstädte mit charmanten Vororten und natürlich die weitläufigen Speckgürtel der großen Metropolen. Eine Fahrradtour muss daher nicht immer ins Grüne gehen.

Drehe den Spieß doch mal um und fahre mit dem Fahrrad in die Stadt. Dort wartet meistens ein großes kulturelles Angebot in Form von Museen, Ausstellungen, Kulturfestivals und anderen Veranstaltungen. Es lohnt sich, hin und wieder die lokale Presse zu durchforsten und zu gucken, was einen anspricht.
Auch soziale Medien sind dafür eine gute Idee. Für die Routenplanung noch ein Tipp: Einschlägige Navigations-Apps zeigen für Fahrräder meist den schnellsten und nicht unbedingt den schönsten Weg an. Und schwupps! – endet man auf einer fünf Kilometer langen Strecke entlang einer viel befahrenen Verkehrsstraße, umgeben von Beton. Großstädte und auch mittlere Städte bauen immer weiter ihr Radwegenetz aus und bieten meistens Kartenmaterial für die schönsten Fahrradstrecken der Umgebung an.

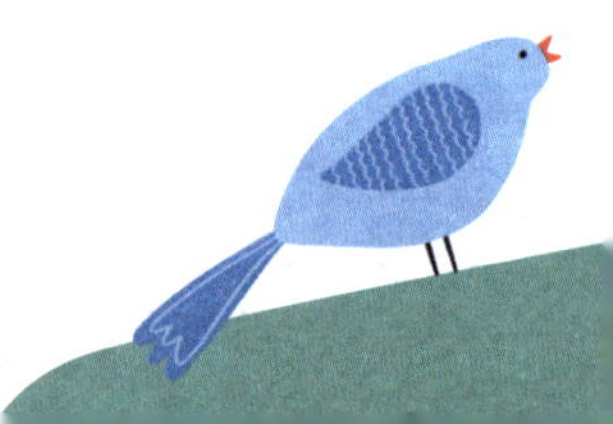

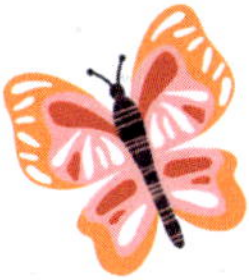

Museen & Kultur

Deutschland hat mehr Museen, als man denken könnte. Oft verstecken sie sich auch außerhalb von großen Ballungsräumen. Ein Weinmuseum an der Mosel, ein Designmuseum in Baden-Württemberg, ein altes Landhaus in Brandenburg. Süße Kleinstadtmuseen sind meist viel spannender als gedacht! Außerdem gibt es bestimmt immer – entweder im Museum selbst oder ganz in der Nähe – ein Café mit gutem Kuchen.

Food-Tour

Liebe geht durch den Magen. Wer nicht gerade in der Großstadt wohnt, lässt zwischen den Gaststätten gerne einige Kilometer hinter sich. Da wäre eine Food-Tour auf dem Fahrrad doch perfekt! Einige Regionen in Deutschland bieten solche Touren schon an, aber wer selbst planen will, kann natürlich gleich loslegen: Hier ein Aperitif, da die Hauptspeise, und für Kuchen ist bestimmt auch noch Platz.

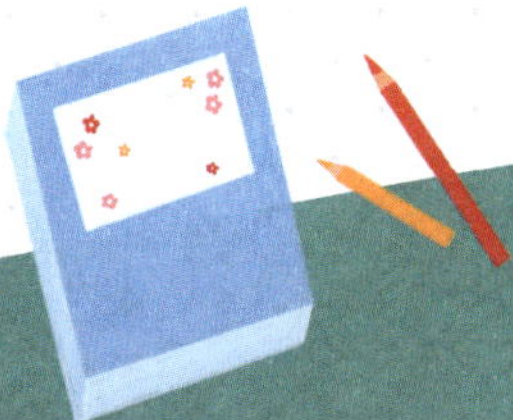

Sightseeing in der eigenen Stadt und Umgebung

Schau im Internet nach, was die beliebtesten Sehenswürdigkeiten in deiner Stadt oder Umgebung sind. Warst du schon überall? Wenn nicht, ab aufs Fahrrad! Ist doch peinlich, wenn man mit dem lokalen Autokennzeichen zwischen den Touristengruppen steht. Ein bisschen Bewegung tut gut! Und das seltsame Gefühl loszuwerden, wenn andere einem von schönen Orten erzählen, an denen man selbst nie war, auch.

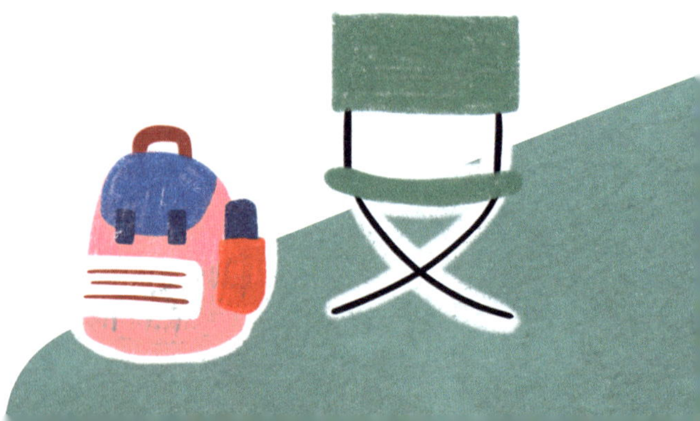

Schatzsuche mit den Kids

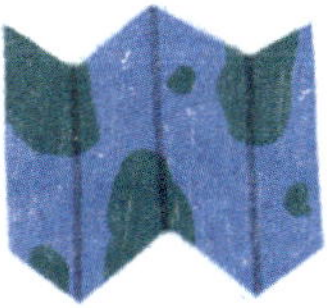

Der Grundsatz bei Nachwuchs: Er will beschäftigt und ausgepowert werden. Zwar braucht eine Schatzsuche ein bisschen Planung, aber die strahlenden Gesichter der Kinder entschädigen die Mühen ganz bestimmt. Eine Burgruine oder ein Schloss in deiner näheren Umgebung eignen sich perfekt. Auf dem Weg dorthin gibt es dann einzelne Rätsel zu lösen oder kleine Aufgaben zu erledigen. Und ganz plötzlich wird die Radtour zu einer Abenteuerreise.

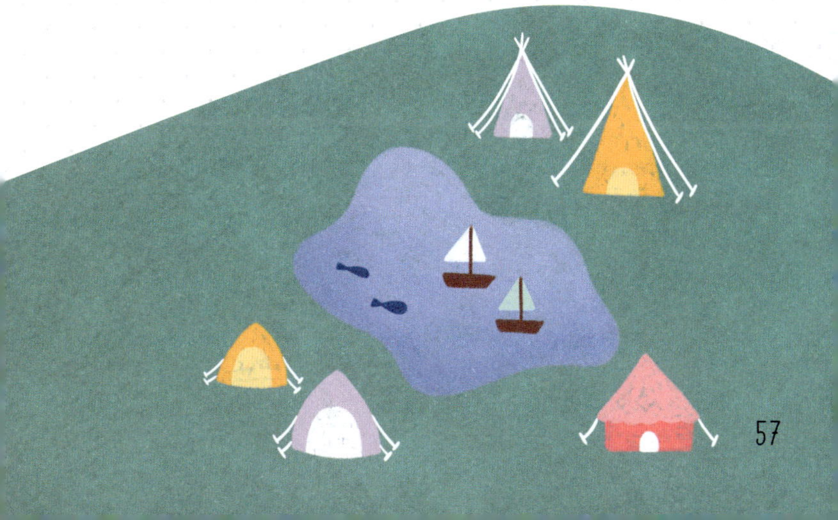

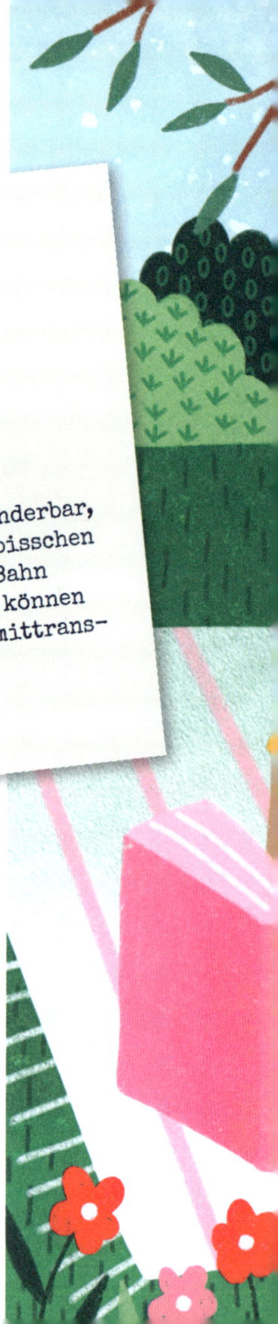

NUTZE DIE Bahn

Der Weg zu deinem Ziel hin ist wunderbar, aber der Rückweg vielleicht ein bisschen weit? Greife auf das Angebot der Bahn zurück. In vielen Regionalzügen können Fahrräder gegen einen Aufpreis mittransportiert werden.

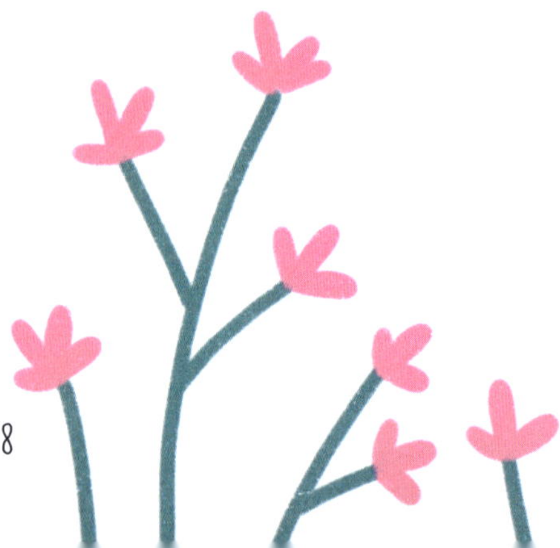

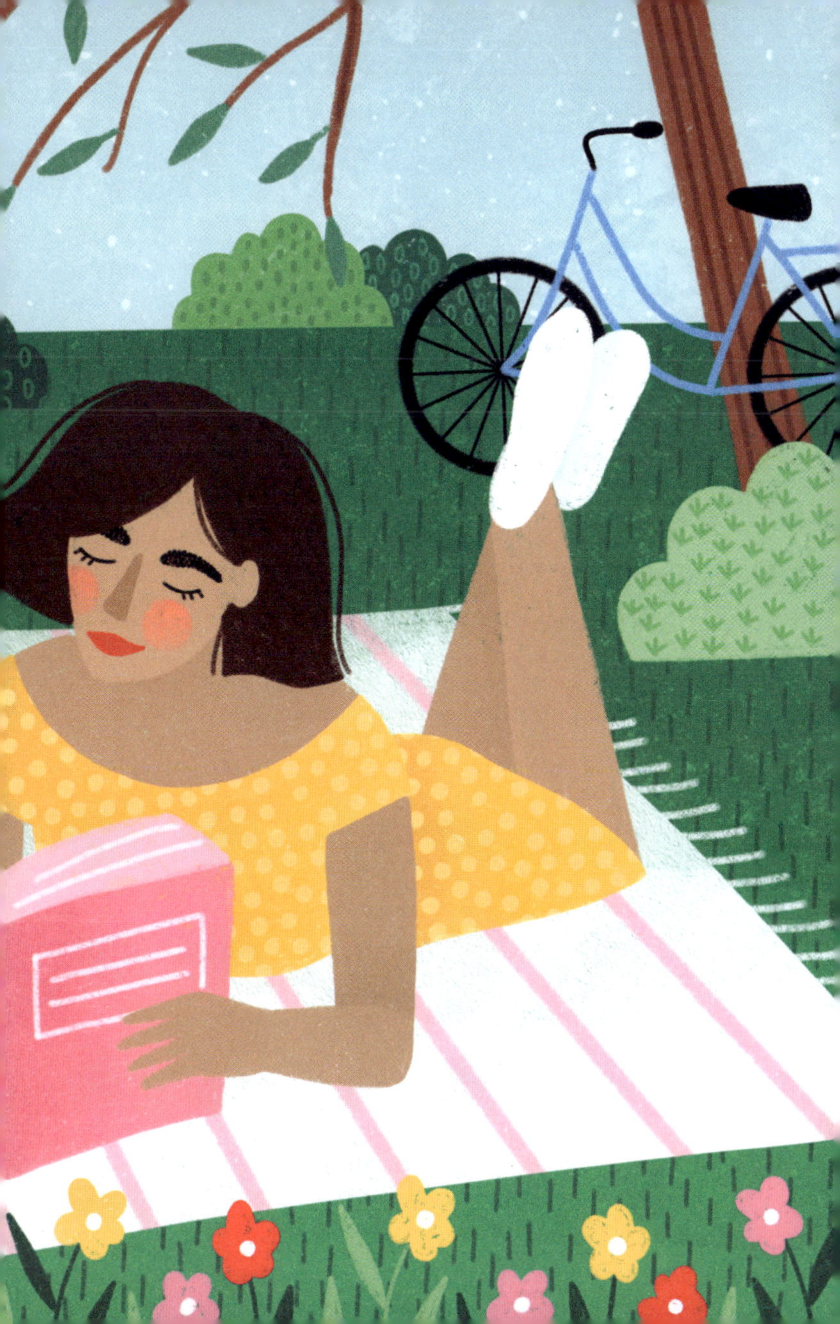

Hä, WO IST MEIN Fahrrad?

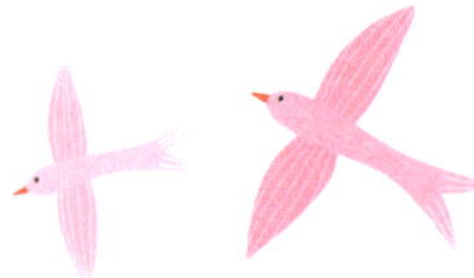

In Amsterdam drückte mir der Mann beim Fahrradverleih gleich zwei Schlösser in die Hand. »Eines am Fahrrad festmachen und das andere immer an einem festen Objekt. Sonst gibt es bei Diebstahl kein Geld zurück.« Ich nickte und war mir genau bewusst: So einfach wird das Ganze nicht. Es gibt immer mehr Fahrräder, aber nicht genug Orte im öffentlichen Raum, um sie diebstahlsicher abzustellen. Es bleibt das mulmige Gefühl, wenn der Schlauch des Schlosses durch die Speichen geschoben wird: »Hoffentlich nimmt es niemand einfach so weg.«

Es ist so ein Grundvertrauen. Es hilft aber nichts. Wo sollten wir unsere Fahrräder denn sonst abstellen? Selbst an manchen Hauswänden in den Großstädten prangt ein Schild: »Fahrräder abstellen verboten.« Ja, Fahrräder können im Weg sein. Bei Großveranstaltungen Fluchtwege versperren zum Beispiel. Doch trotzdem, hier der Aufruf an alle Städte im Land:

Macht was für die Fahrradbegeisterten! Baut ein paar mehr Fahrradständer hin.

Und sollte es wirklich geklaut werden: Bewahrt unbedingt beim Kauf die Rahmennummer eures Fahrrads auf, damit ihr sie bei der Polizei angeben könnt.

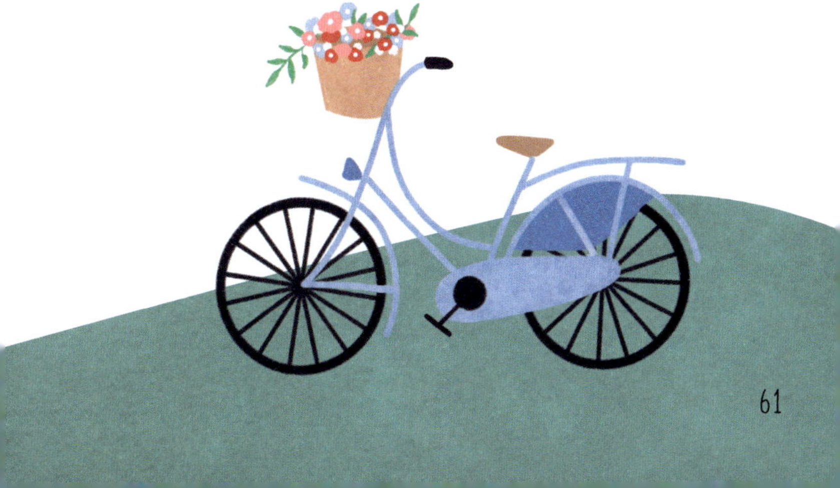

DIE NATÜRLICHEN FEINDE VON FAHRRADFAHRER:INNEN

1. Rutschige Blätter im Herbst
2. Alkohol
3. Autos, die aus Einfahrten rauschen
4. Rechts abbiegende Autos
5. Dauerregen
6. Fahrraddiebe
7. Fußgänger:innen, die nicht merken, wo der Bürgersteig endet und der Fahrradweg anfängt

! Warum manche nicht Fahrrad fahren
(für mich unverständlich)

Es gibt tatsächlich die Cyclophobie, die Angst vor Fahrrädern und dem Fahrradfahren.

DIE KNALLHARTEN REGELN

Auch auf Radwegen und Radstreifen gilt das Rechtsfahrgebot.

Auf der richtigen Straßenseite fahren!

Kinder bis acht Jahre müssen Gehwege oder baulich getrennte Radwege benutzen.

Begleitpersonen von unter achtjährigen Kindern dürfen auch auf dem Gehweg fahren.

Kinder bis zehn Jahre dürfen auf dem Gehweg fahren.

Nebeneinanderfahren ist erlaubt, aber nur, wenn es den Verkehr nicht behindert.

Es dürfen nicht mehr Personen transportiert werden als für das jeweilige Fahrrad baulich vorgesehen.

Für Radfahrer:innen gelten die Auto-Ampeln, außer es sind eigene Ampeln für Fahrradfahrer:innen angebracht.

Fahrradfahrer:innen müssen am Zebrastreifen für Fußgänger:innen anhalten.

Regeln

AUF DEM FAHRRADSTREIFEN (IN STÄDTEN)

»Wieso klingelt der mich so frech an?«, dachte ich, als mich zum ersten Mal ein Mann klingelnd auf dem Fahrradstreifen überholt hat.

Ich fühlte mich sofort angegriffen. Unterstellt er mir etwa, ich würde nicht aufpassen? Ich fahre nicht schnell genug, oder wie? Irgendwann verstand ich: Es ist nur eine kleine Vorwarnung. Sozusagen der Blinker des Fahrradfahrens. Achtung, ich komme! Das ist eigentlich nicht schlimm und sehr viel besser, als wenn man auf oft schmalen Fahrradwegen erschrocken seinen Lenker herumreißt. Denn eines gibt es zu beachten: Man kann nie wissen, was die anderen Fahrradfahrer:innen auf dem Radweg als Nächstes tun. Es gibt keine Blinker, keine Bremslichter, nur die Klingel, die Stimme und die Körpersprache. Genau deshalb sind Kopfhörer auf dem Fahrrad nicht immer die beste Idee.

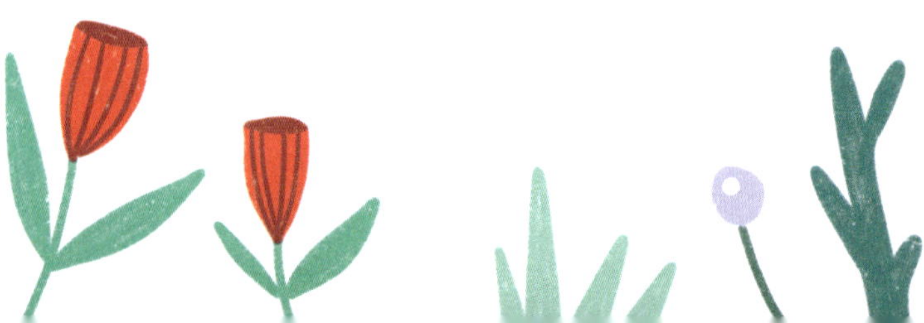

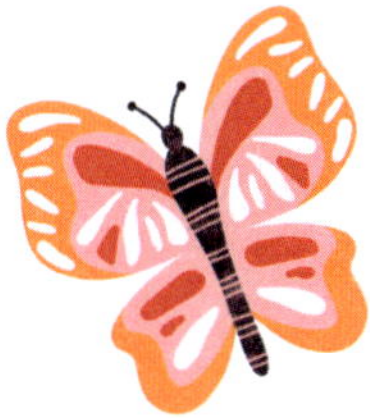

Das unangenehme Gedrängel auf Fahrradwegen in Städten lässt sich eigentlich nur mit einer guten Portion Ruhe genießen. Es mag sein, dass sich manch eine:r daran freut, möglichst viele zu überholen, weil sie angeblich zu langsam fahren, nur um sie dann in 30 Sekunden an der nächsten roten Ampel wieder direkt hinter sich zu haben. Schneller ist es also nicht. Die manchmal recht eng geplanten und schlecht gepflasterten Fahrradwege machen es nicht besser.

Goldene Regel: Rücksicht. Die ältere Dame vor euch hat leider nicht so viel Gleichgewicht wie ihr, der Vater mit schreiendem Kind im Kindersitz nicht so viel Geduld. Es bringt nichts, auf Strecken mit vielen Ampeln zu überholen.

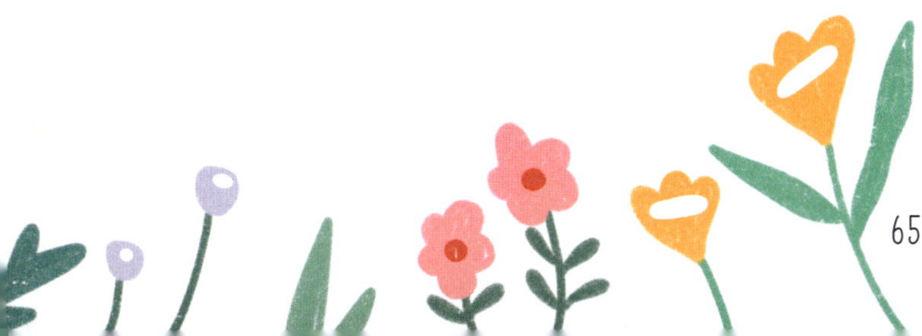

Miteinander
MIT ANDEREN VERKEHRSTEILNEHMENDEN

Es ist fast eine Komödie. Fahrradfahrer schimpfen über die Autofahrerinnen, aber sitzen sie selbst am Steuer, schimpfen sie über die Fahrradfahrer. Fußgängerinnen behaupten, Fahrräder seien die neueste Gefahrenzone und viel aggressiver als Autofahrer. Und alles dreht sich immer munter im Kreis.

Sitzen wir im Auto, bringen uns Radrennfahrer zur Weißglut, gehen wir zu Fuß, fahren die Menschen auf dem Rad immer viel zu schnell.

Sitzen wir aber auf dem Fahrrad, haben wir das Gefühl, alle möchten uns etwas antun. Können wir uns einfach darauf einigen, möglichst nachsichtig mit den jeweils anderen zu sein? Keine Unfälle zu provozieren, weil die Meinung, man sei im Recht, größer ist als die Einschätzung der Gefahr, die da vielleicht schlummert. Ziel ist eine harmonische Masse, die gelassen an ihrem Ziel ankommt. Lasst uns an diese Gesellschaft glauben.

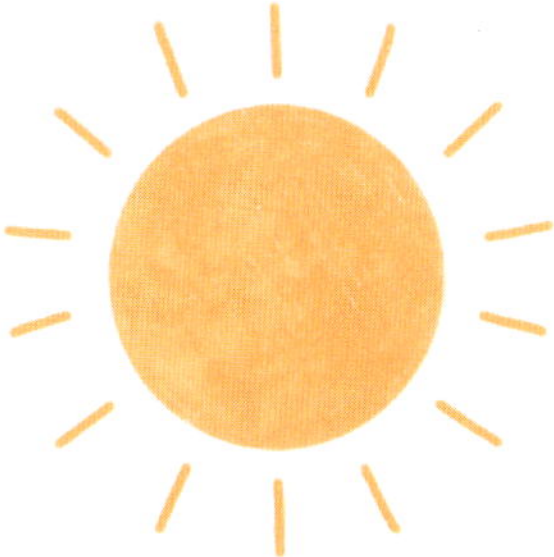

Wer immer das Fahrrad
erfunden hat, ihm gebührt
der Dank der Menschheit.

CHARLES BERESFORD

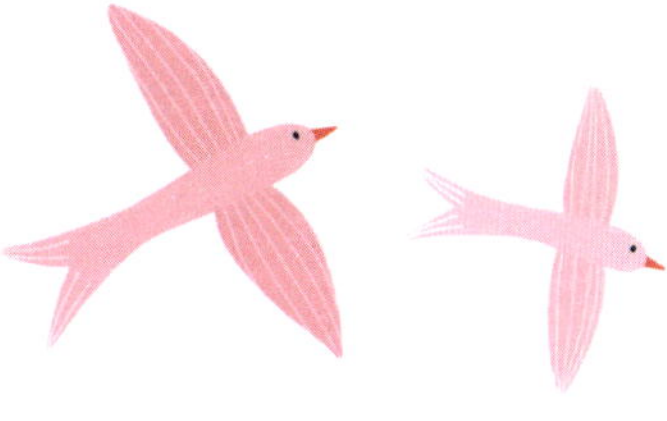

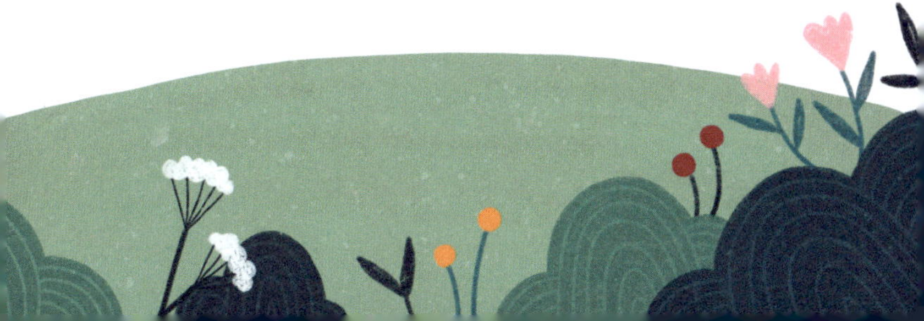

Das Radfahren macht mir eine große Freude: Es ist wunderschön, ein bissl ermüdet und erhitzt sich irgendwo hinzusetzen und über die Sträucher, die Wiesen und Hügel hinzuschauen, und abends ist es sogar wunderschön, in den Straßen der Vorstädte zu fahren.

HUGO VON HOFMANNSTHAL

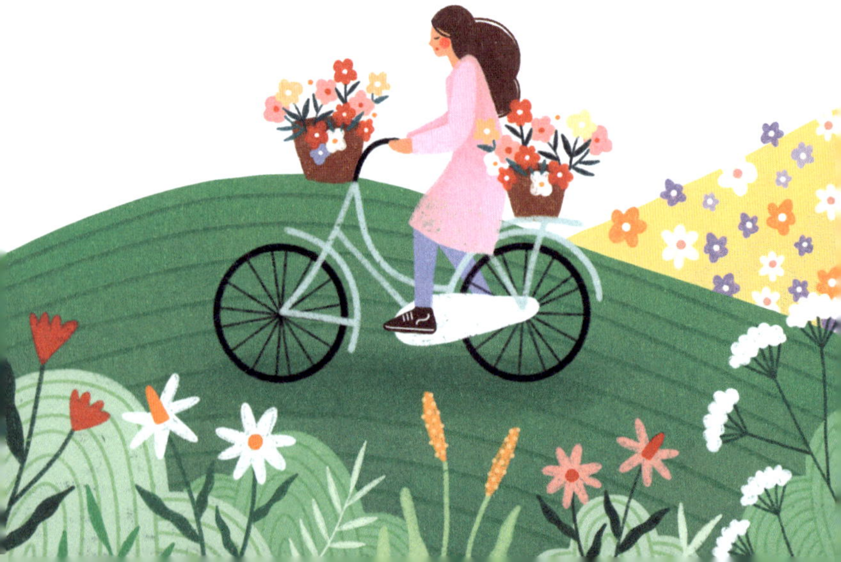

FAHRRADFAHREN ALS Tourist:in IN EINER FREMDEN STADT

Zu Fuß sieht man viel. Auf dem Fahrrad noch mehr. Beim Städtetrip ein Fahrrad zu mieten ist wie ein Spaziergang auf der Überholspur. Es war eine schlechte Entscheidung, in Metropolen die fußläufige Bevölkerung in den Erdboden zu schicken (U-Bahn), während sich oben die Autos ihren Weg freihupen. Ein Kompromiss ist das Fahrrad. Wobei das Wort Kompromiss viel zu hart ist, denn es ist vielmehr eine wundervolle Idee.

Wenn plötzlich zwischen Louvre und Eiffelturm nur noch wenige Minuten liegen und man dabei auch noch die tolle Aussicht genießen kann ... Ein langes Wochenende in Paris ist so plötzlich voller aufregender Ecken und Eindrücke, ohne dass man ständig in der Metro Anzeigetafeln studieren und die französische Werbung entziffern muss.

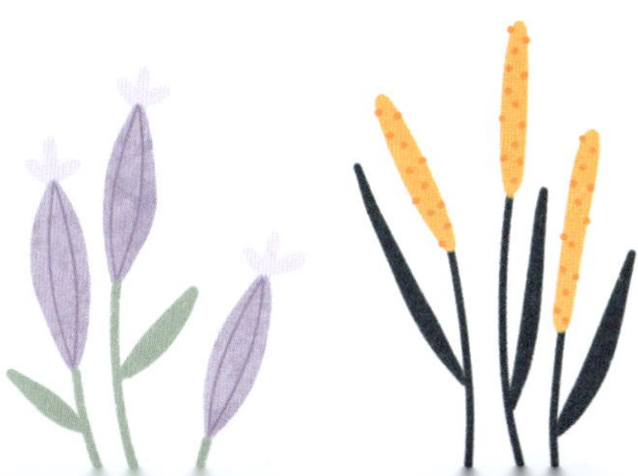

Die Niederlande haben ihre Liebe zum Zweirad zum Markenzeichen gemacht. Die perfekt ausgebauten Fahrradwege und das meilenweit flache Land unterstützen diese Werbekampagne.

Plötzlich vergisst man auch das manchmal schlechte Wetter. Im Land der wunderschönen Tulpenfelder ist das Fahrrad einfach der König (sorry, Willem-Alexander!).

Ironischerweise sind ausgerechnet die nordischen Länder bekannt für ihre Fahrradkultur, die sich während eines Städtetrips herrlich leicht nutzen lässt. Überall können Zweiräder gemietet werden. Dabei wird dem Wetter und dem eisigen Fahrtwind getrotzt, und trotzdem sehen die Skandinavier:innen auf ihren Fahrrädern immer sehr stylisch aus. Nur Vorsicht: In Kopenhagen entwickeln sich die sonst so netten und gelassenen Däninnen und Dänen geradezu zu Furien, wenn man ihre geliebten Fahrradstraßen aus Versehen zu Fuß betritt oder sich nicht an die Regeln hält.

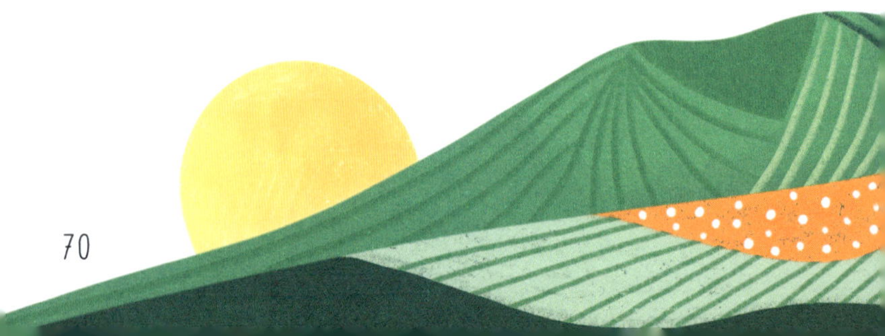

Manche schwören darauf, im Urlaub entspannt durch die Straßen zu schlendern. Aber wer sagt denn, dass sich mit dem Fahrrad nicht auch viel entdecken lässt? Wenn plötzlich nicht mehr das Ziel der Weg ist, sondern der Weg das Ziel.

Das obligatorische Anhalten, um schnell auf das Handy zu gucken, wo man hinmuss, gehört einfach dazu. Nehmen wir es mit Humor! Man muss nicht immer so tun, als wäre man einheimisch.

Und dann gibt es die Exoten. Städte, in denen Fahrradfahren nicht gängig ist. In New York eine Fahrradtour zu planen klingt fast so abenteuerlich wie eine Wanderung in den Grand Canyon. In Rom die Pflastersteine entlangholpern klingt, als würde ich versuchen, nachts ins Kolosseum einbrechen zu wollen. Und Fahrradfahren in Asien stelle ich mir auch abenteuerlich vor: Wie war das noch mal mit den Verkehrsregeln? Am besten, man informiert sich vor der Reise über die jeweiligen Regeln.

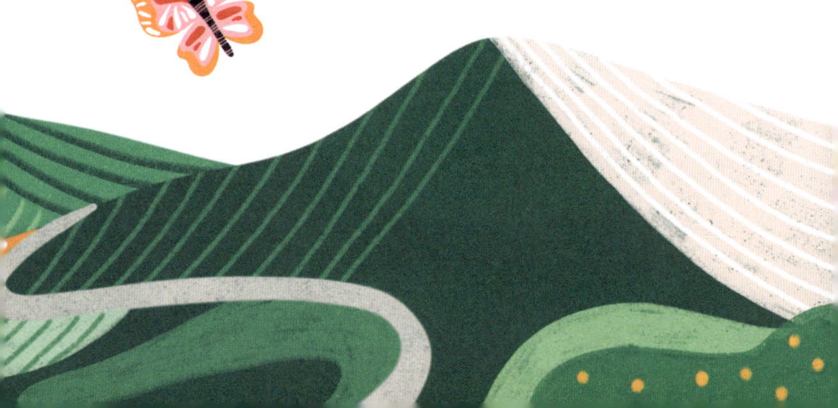

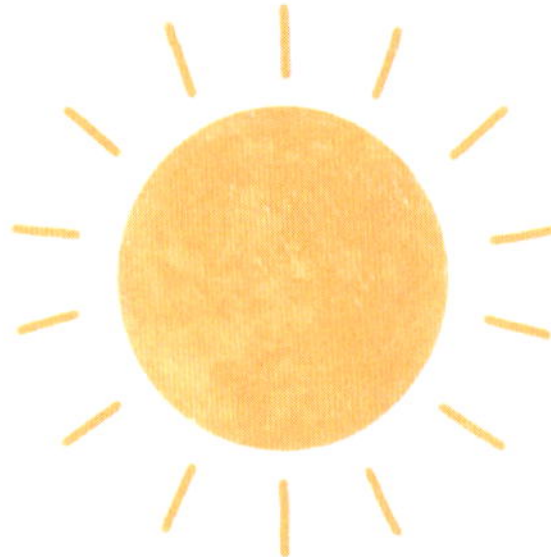

Das Fahrrad ist die
Eisenbahn der Individualisten:
Gleiche Geschwindigkeit,
aber ohne deren verpestete Luft
und ohne die fatale Berührung
mit der Masse.

AUGUST STRINDBERG

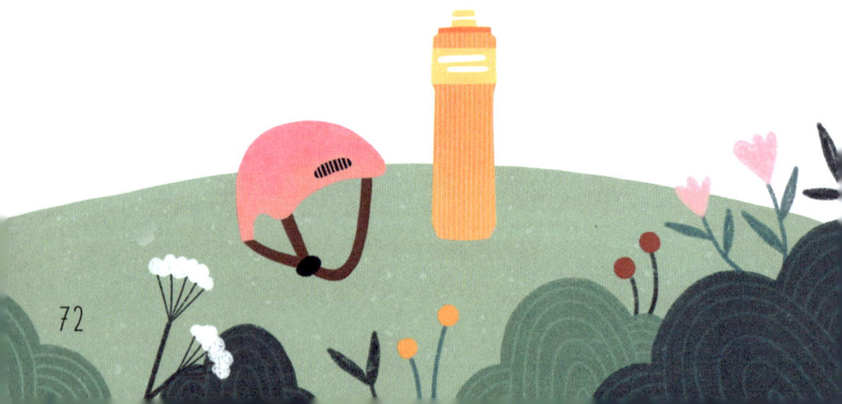

MEINEN Urlaub VERBRINGE ICH AUF DEM FAHRRAD

Man kann vom Nordkap bis nach Malta radeln, von Gibraltar bis nach Athen, die Westküste von Irland entlangfahren oder auf dem »Iron Curtain Trail« die ehemalige Grenze der Sowjetunion entdecken. Allein das Streckennetz in Europa reicht aus, um jahrzehntelang seinen Urlaub auf dem Fahrrad verbringen zu können.

Es gibt geplante Gruppentouren, aber die Abenteurer:innen und Routinierten ziehen samt Kartenmaterial gleich selbst los. Vom Luxushotel bis zum Ein-Mann-Zelt gibt es jede Art von Komfortbedürfnis. Das Fahrrad passt sich individuell den eigenen Bedürfnissen an: Die Urlaube auf dem Fahrrad können gemütliche Touren sein oder sportliche Strecken, bei denen am Tag die Kilometerzahl gerne auch in den dreistelligen Bereich kommt.

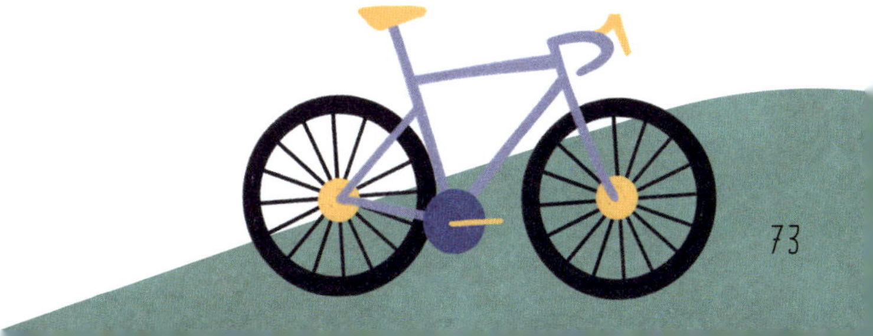

Ein Urlaub auf dem Fahrrad bedeutet, sich auf das Wesentliche zu beschränken. In den Taschen am Fahrrad ist der Platz limitiert. Es ist leicht, den Alltag hinter sich zu lassen und viel Platz im Kopf zu haben für neue Eindrücke. Wen werde ich wohl bei der nächsten Rast treffen? Was wartet hinter der nächsten Kurve? Wie steil wird wohl der nächste Hügel?

»Slow Travel« heißt oft das Zauberwort: Nachhaltiges, achtsames Verreisen, ohne große Emissionen zu verursachen. Ein modernes Wort für eine alte Sache. Das Fahrrad ist der perfekte Begleiter für die nächste Reise! Und wenn das Sitzfleisch erst einmal trainiert ist, steht einem die ganze Welt offen.

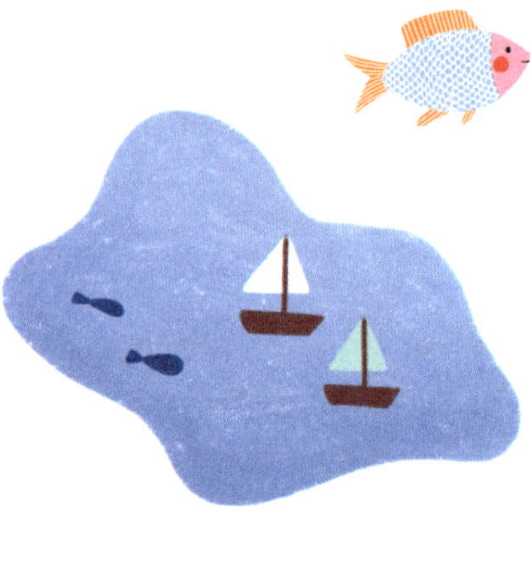

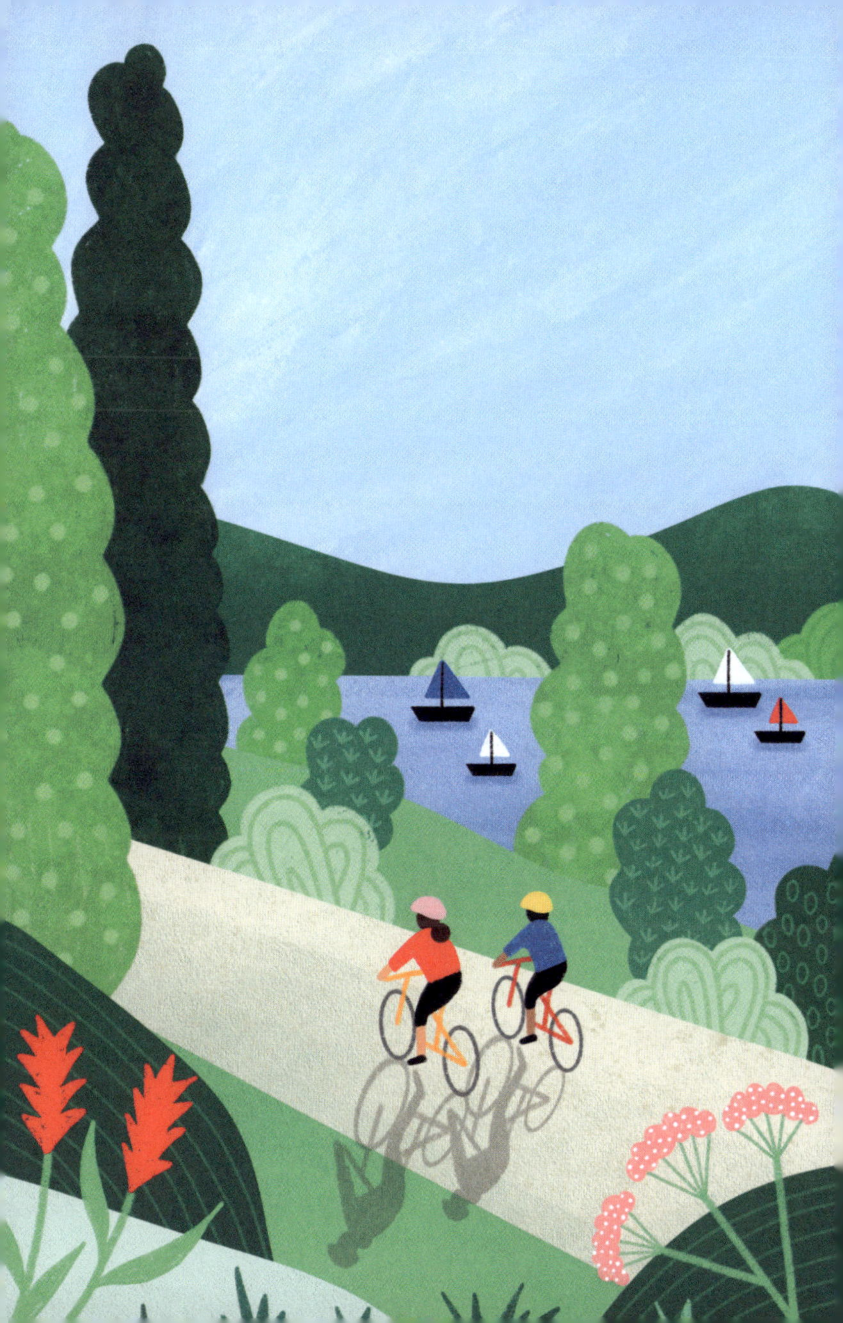

Helm ODER KEIN HELM?

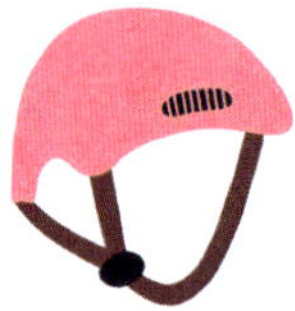

Sich über Fahrradhelme zu unterhalten ist ein bisschen wie einem Kleinkind zu erklären, warum eine Regenjacke wichtig ist, auch wenn dann der Lieblingspulli darunter verschwindet. Sehr von Eitelkeit und wenig von dem eigentlichen Argument geprägt, das da lautet: »Fahrradhelme retten Leben.« Ich allerdings fuhr früher immer mit dem Gedanken Fahrrad: »Wird schon nichts passieren.« Doch je älter ich wurde, umso häufiger wurden die Erzählungen von Fahrradunfällen im erweiterten Freundes- und Bekanntenkreis.

»Ohne meinen Helm hätte ich das nicht überlebt.«
»Ich war so froh, einen Helm aufgehabt zu haben.«
»Hätte ich doch nur einen Helm aufgehabt.«

Nur bin ich als Fahrradfahrerin pure Pragmatikerin. Für mich bedeutet Fahrradfahren Freiheit, aber eben eher die Freiheit, zu einer Verabredung zu kommen, ohne auf den Bus warten zu müssen. Und zu diesem Treffen mit Freundinnen, dem Date oder vielleicht auch nur zum Termin in der Arbeit würde ich gerne mit einer guten Frisur ankommen. Was bei mir als notorisch schwitzender Person bedeutet: Helme gehen nicht. Ja, es gibt Zwischenlösungen: die Airbag-Halsgurte, die sich bei einem Aufprall aufpusten wie eine Luftkapsel. Aber die scheinen mir sehr teuer. Oder zumindest zu teuer, um sie einfach mal so zu kaufen.

Gleichzeitig mache ich mir Sorgen um meine Vorbildfunktion. Heute frage ich mich, wie meine nie helmtragende Mutter mir das mit dem Helm eigentlich glaubwürdig beigebracht hat? Natürlich trug ich als Kind einen Helm, auch als junger Teenager, bis es eben »uncool« wurde. Wahrscheinlich war das Argument: Helme sind für Kinder. Damals war es in Ordnung. Aber wie bekomme ich jetzt in meinen Kopf: Helme bitte auch für Erwachsene?

Es ist vielleicht auch eine Frage des Umfelds. Wo fahre ich lang? Sind dort viele Autos? Wie vielen Gefahren bin ich ausgesetzt? Leute aus der Stadt kennen das Gefühl, zwischen einem Getränkelaster und einem Bus zu stehen. Es ist immer so ein schwummriges Grummeln in der Magengegend, voller Hoffnung, von den Fahrern und Fahrerinnen in den Bussen und Lastern gesehen worden zu sein.

Doch auch auf dem Land kann aus einer schlecht einsehbaren Feldausfahrt ein Traktor herausrauschen, und ich als Städterin habe fast mehr Angst vor den Reifen der riesigen Landwirtschaftsfahrzeuge als vor einem Bus.
Wir Fahrradfahrer:innen wissen genau: Übersieht uns nur eine Person am Steuer, haben wir verloren. Diese Masse aus Aluminium und Stahl, betrieben von starken Motoren, wird immer gewinnen. David gegen Goliath, nur haben wir leider keinen Stein für die Schleuder. Eben nur einen Helm.

Meine Abwägung ist immer die gleiche: Was ist mir wichtiger, meine Haare oder meine Sicherheit?

Seltsamerweise haben die Haare bisher immer gewonnen.

Ich rede mich raus und sage mir: »Irgendwann, wenn wirklich alle einen tragen, dann trage ich auch einen.« Ähnlich wie beim Wintersport, wo die große Masse an Menschen mit Helm irgendwann die ohne überholt hat. Aber wie naiv ist es eigentlich, sich immer nur nach der großen Masse zu richten? Ich überzeuge mich beim Schreiben dieses Textes gerade selbst davon, mir einen Helm zu kaufen.

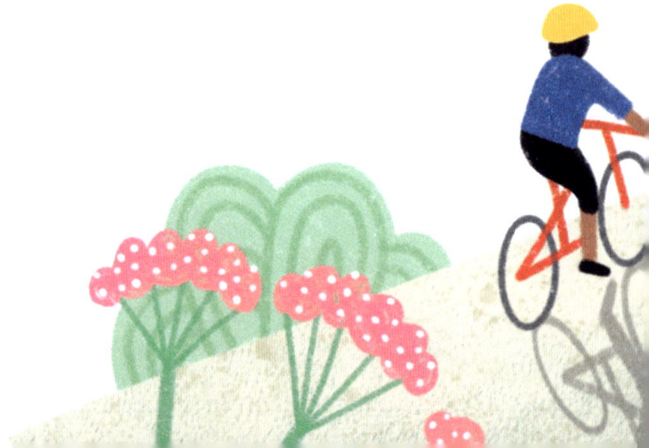

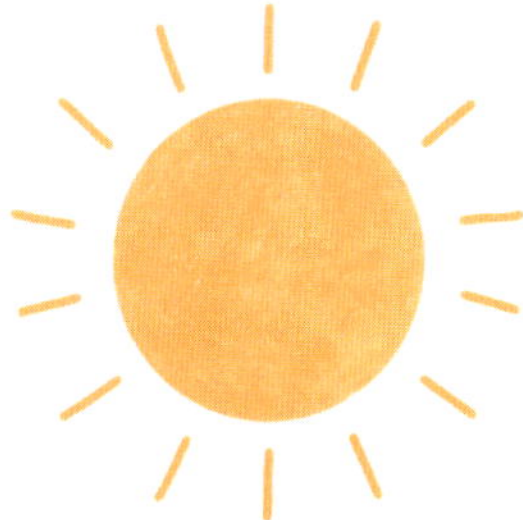

Fahrräder mögen sich ändern,
aber Radfahren ist zeitlos.

ZAPATA ESPINOZA

Elena Dangel arbeitete nach ihrem Journalismus-Studium als Redakteurin in München. 2020 machte sie sich als Journalistin und Texterin selbstständig und schreibt am liebsten über ganz alltägliche Dinge. Sie hätte früher nie gedacht, wie glücklich sie Fahrradfahren machen kann.

[1] https://de.statista.com/statistik/daten/studie/1107741/umfrage/verkaufswert-von-fahrraedern-und-e-bikes-in-deutschland/ (Stand: 23.01.2023)

Die in diesem Buch gewählten geschlechtlichen Formen beziehen sich immer zugleich auf weibliche, männliche und diverse Personen, denn natürlich sollen unsere Bücher allen Menschen Freude bringen. Wir haben bewusst zwischen der weiblichen, männlichen und einer offenen Schreibweise abgewechselt, um diese Herzensangelegenheit zu unterstreichen.

Illustrationen Cover & Innenteil: Bea Muller
Text: Elena Dangel
Gestaltung Cover: Grafisches Atelier, arsEdition GmbH
Gestaltung Innenteil: Nina Giglberger

ISBN 978-3-8458-5310-9
www.arsedition.de

FSC
www.fsc.org
MIX
Papier | Fördert gute Waldnutzung
FSC® C018236